Christopher J. Hammond

Fit und schlank mit der Blutgruppen-Trennkost

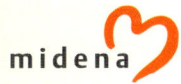

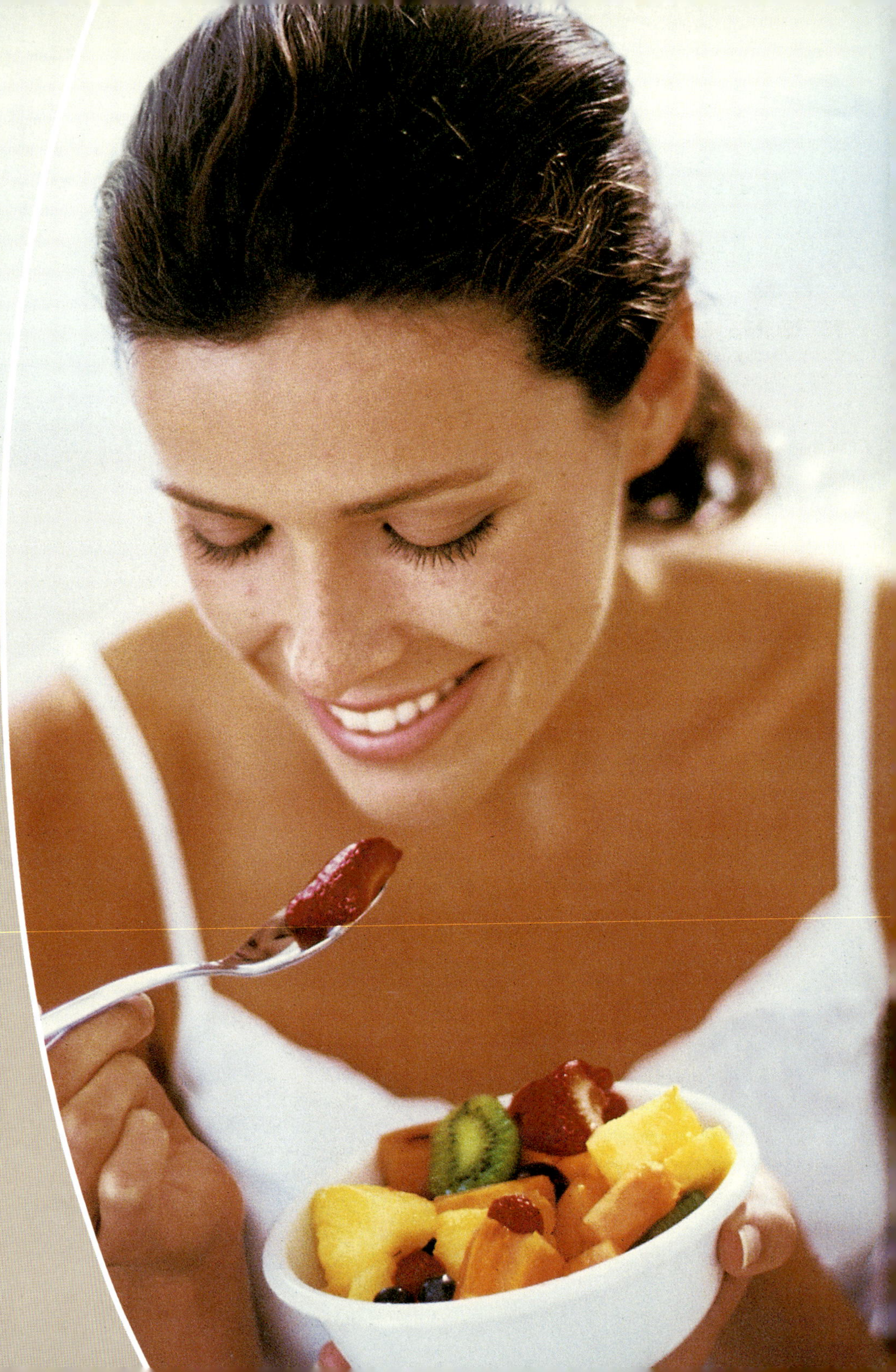

Inhalt

Rezepte für Blutgruppe B   56

Rezepte für Blutgruppe A   40

INHALT

INHALT

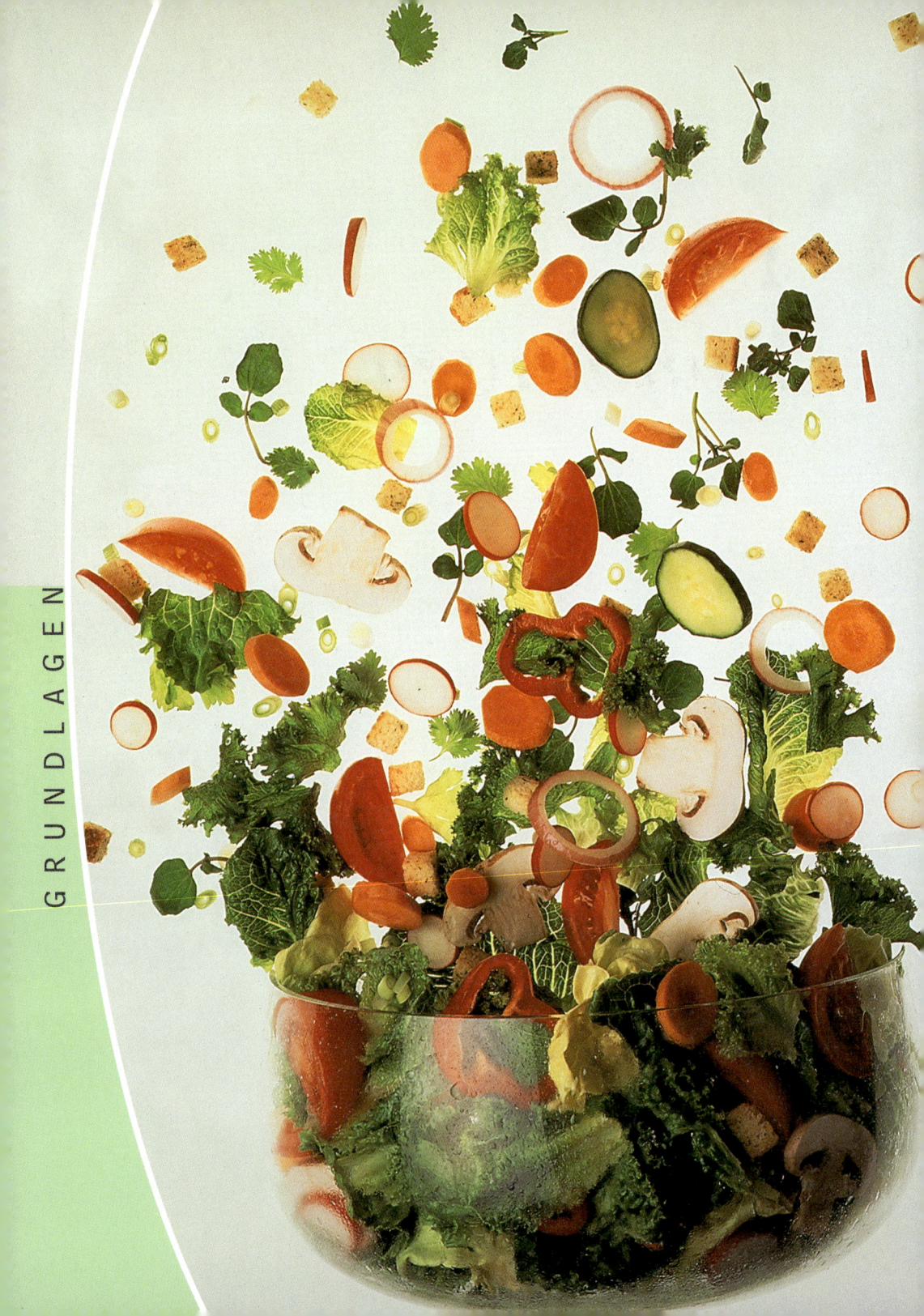

Grundlagen

Die Blutgruppen-Trennkost ist eine neue und
gesunde Ernährungsform, die genau auf
unsere genetisch vorgegebenen Bedürfnisse
abgestimmt ist. Sie ist nicht nur der
Schlüssel zu Schlankheit und körperlicher
Fitness, sondern auch zu Gesundheit,
Vitalität und Wohlbefinden. Doch welche
Auswirkungen hat unser Blut auf die
Ernährung? Und warum sollten einige
Lebensmittel getrennt verzehrt werden?
Das folgende Kapitel gibt Einblick in die
Grundlagen der Blutgruppen-Trennkost.

Was ist die Blutgruppen-Trennkost?

Will man es mit einfachen Worten erklären, stellt die Blutgruppen-Trennkost eine sinnvolle Weiterentwicklung einer altbewährten Diätform dar. Sie nimmt jedoch Rücksicht auf unsere genetisch vorgegebenen Bedürfnisse und optimiert so die positiven Effekte der »normalen« Trennkost.

Die Synthese zweier Ansätze

Die klassische Trennkost wurde Anfang des 20. Jahrhunderts von dem amerikanischen Mediziner Dr. Howard Hay entwickelt. Hay heilte durch den getrennten Verzehr von eiweiß- und kohlenhydratreichen Lebensmitteln und die Umstellung seiner Ernährung auf überwiegend pflanzliche Kost nicht nur seine eigene schwere Nierenerkrankung. Er behandelte damit auch eine Vielzahl von Patienten erfolgreich gegen Übergewicht und Stoffwechselerkrankungen. Die neue Blutgruppen-Trennkost ergänzt die Erkenntnisse Hays um die erst seit wenigen Jahren bekannte Blutgruppendiät nach Dr. Peter D'Adamo. Der amerikanische Mediziner fand heraus, dass bestimmte Lebensmittel nicht für jeden Menschen gleichermaßen bekömmlich sind, und dass diese (Un-)Verträglichkeit unmittelbar mit der Blutgruppe zusammenhängt. Dies liegt in der jeweiligen Entwicklungsgeschichte der vier Blutgruppen begründet.

Die richtige Auswahl und Kombination

Ein ganz wesentlicher Bestandteil der Blutgruppen-Trennkost ist die Auswahl und Kombination von Nahrungsmitteln. Dabei folgt zwar die Kombination der Speisen den Regeln der Trennkost. Die Auswahl der Lebensmittel jedoch erfolgt nach der Theorie der Blutgruppendiät. Alles was wir zu uns nehmen ist so auf unsere genetischen Bedürfnisse abgestimmt und wird optimal verwertet.

Vorteile der Blutgruppen-Trennkost

Der bedeutendste Vorteil der Blutgruppen-Trennkost liegt darin, dass auf diejenigen Nahrungsmittel verzichtet wird, die uns nicht bekommen. Einige haben vielleicht schon die klassische Trennkost für sich entdeckt, die gewünschten Erfolge haben sich aber nicht eingestellt. Der Grund könnte darin liegen, dass zwar korrekt getrennt wurde, man sich aber mit Produkten ernährt hat, die nicht zur eigenen Blutgruppe passen. Wenn Sie beispielsweise Blutgruppe 0 haben und sich hauptsächlich von Gemüse, Kartoffeln, Getreide und Milchprodukten (nach Eiweiß und Kohlenhydraten getrennt) ernähren, haben Sie sich zwar nach der Trennkost korrekt verhalten, nach der Blutgruppendiät aber Ihrem Körper keinen guten Dienst erwiesen.
Andere hingegen haben bereits erste Erfahrungen mit der Blutgruppendiät nach Dr. D'Adamo gemacht, konnten ihr Gewicht aber nicht reduzieren. Auch hier kann die Blutgruppen-Trennkost Abhilfe schaffen, da durch die Trennung von Eiweiß und Kohlenhydraten unser Stoffwechsel störungsfrei arbeiten kann.

Abnehmen mit der Blutgruppen-Trennkost

Die angenehmste Nebenwirkung der Blutgruppen-Trennkost ist die beinahe automatische Gewichtsreduktion. Lästiges Fasten und Hungern entfällt, denn dem Körper werden nur solche Nahrungsmittel zugeführt, die er auch optimal verwerten kann. Wer schneller abnehmen möchte, reduziert die tägliche Nährstoffzufuhr auf 1200 bis 1400 Kalorien. Die Nährwerttabellen im Rezeptteil helfen Ihnen, Maß zu halten.
Die Blutgruppen-Trennkost ist jedoch keine reine »Abnehm-Diät«, sondern eine Ernährungsform, die uns den bewussten Umgang mit der Nahrung lehrt. Man macht sich Gedanken darüber, was man isst und woraus die Speisen bestehen. Nicht Verzicht, sondern bedachte Auswahl und Kombination der Lebensmittel lautet das Motto.

Tipp
Am Ende des Buches finden Sie eine Nahrungsmitteltabelle, in der für Ihre Ernährung geeignete Lebensmittel aufgeführt sind.

GRUNDLAGEN

Grundlagen der Trennkost

Unsere Nahrung besteht aus drei Arten von Lebensmitteln: Nahrungsmittel, die große Mengen an komplexen Kohlenhydraten wie Stärke enthalten, Nahrungsmittel, die reich an Eiweiß sind, und neutrale Lebensmittel, die keine oder nur geringe Mengen an komplexen Kohlenhydraten oder Eiweiß enthalten. Für unseren Körper spielt es eine wichtige Rolle, welche dieser Lebensmittel wir zu uns nehmen, und wie wir sie miteinander kombinieren.

Eiweißreiche Lebensmittel

Als eiweißreiche Lebensmittel können in der Regel all jene Produkte gelten, die mehr als zehn Prozent Eiweiß enthalten. Dazu zählen vor allem Fleisch, Geflügel, Fisch und Meeresfrüchte, Eier, Milch und Milchprodukte sowie Erzeugnisse aus Sojabohnen (Tofu, Sojamilch etc.). Der menschliche Körper benötigt zwar eine gewisse Menge Eiweiß zum Aufbau des Körpergewebes. Die Verdauung ist für den Körper jedoch nicht einfach. Außerdem ist tierisches Eiweiß meist mit Fett kombiniert, was zu Gewichtsproblemen führen kann.

Kohlenhydratreiche Lebensmittel

Lebensmittel, die reich an komplexen Kohlenhydraten sind, sind Getreide und Getreideprodukte (Mehl, Grieß, Brot, Nudeln etc.), Reis, getrocknete Hülsenfrüchte, Kartoffeln, Zucker und süßes Obst (z. B. Bananen, Feigen, Datteln, Trockenobst). Die enthaltene Stärke ist ein guter und leicht verdaulicher Energiespender. Schwierigkeiten bereiten die komplexen Kohlenhydrate nur, wenn sie übermäßig oder zusammen mit Eiweiß verzehrt werden. Problematisch ist auch der kohlenhydratreiche Zucker. Er ist zwar ein guter, schnell wirkender Energiespender, jedoch verbraucht der Körper für die Zuckerverdauung unnötig viele Vitamine und Mineralstoffe.

Raffinierter Zucker raubt dem Körper Vitamine und Mineralstoffe. Greifen Sie daher beim Süßen auf natürliche Süßmittel wie Honig, Rüben- oder Ahornsirup, Trockenobst oder Vollrohrzucker zurück.

Neutrale Lebensmittel

Zu den neutralen Lebensmitteln zählen Obst und Gemüse, Nüsse und Samen, Pilze, Kräuter und Gewürze sowie tierische und pflanzliche Fette. Zwar enthalten auch neutrale Lebensmittel Kohlenhydrate und Eiweiß, doch sind diese entweder für den Körper nicht verwertbar oder nur in geringen Mengen enthalten. Sie spielen daher bei der Verdauung keine Rolle. Ein gutes Beispiel für diese Lebensmittelgruppe sind Sahneprodukte mit einem Fettanteil von mehr als 30 Prozent (z. B. Butter, Crème fraîche), Weißkäse und Käsesorten, die mehr als 60 Prozent Fett i. Tr. enthalten, sowie gesäuerte Milchprodukte (Jogurt, Quark etc.).

Zusammensetzung der Nahrung

Eiweißreiche Lebensmittel:	Kohlenhydratreiche Lebensmittel:	Neutrale Lebensmittel:
Fleisch	Getreide und Getreideprodukte (Mehl, Grieß, Brot, Nudeln etc.)	Gemüse
Geflügel	Reis	Obst
Fisch und Meeresfrüchte	Getrocknete Hülsenfrüchte	Nüsse und Samen
Eier	Kartoffeln	Pilze
Milch und Milchprodukte (teilweise)	Zucker	Fette (tierisch und pflanzlich)
Sojaprodukte (Tofu, Sojamilch)	Süßes Obst (z. B. Bananen, Feigen, Datteln, Trockenobst)	Kräuter und Gewürze
		Weißkäse, gesäuerte Milchprodukte

Mehr Informationen zu den Lebensmitteln finden Sie in der Nahrungsmitteltabelle am Ende des Buches.

GRUNDLAGEN

Eine ausgewogene Ernährung

Will man sich gesund ernähren, kommt es ganz entscheidend auf die Mengenverhältnisse und die Kombination der Lebensmittel an.

Aus diesem Grund sollten mehr als 60 Prozent unserer Nahrung aus neutralen Produkten bestehen, die einen hohen Anteil an Ballaststoffen aufweisen. Obst und Gemüse sind also Grundnahrungsmittel. Das zweite Standbein unserer Ernährung sind kohlenhydratreiche, möglichst vollwertige Lebensmittel. Den kleinsten Anteil in unserem Speiseplan nehmen die eiweißreichen Nahrungsmittel ein.

Neutrale Produkte können separat zubereitet werden, z. B. als Rohkost, oder mit komplexen Kohlenhydraten bzw. mit Eiweiß kombiniert werden. Eiweiß und Kohlenhydrate dagegen dürfen nicht miteinander gemischt werden, vielmehr ist eine strikte Trennung einzuhalten.

Warum trennen?

Der Grund für den getrennten Verzehr von Eiweiß und komplexen Kohlenhydraten liegt in den Unterschieden der Kohlenhydrat- bzw. Eiweißverdauung begründet. Die Verdauung von Kohlenhydraten beginnt bereits im Mund. Das Speichelenzym Amylase spaltet die Stärke auf, um sie für den Körper besser verwertbar zu machen. Die eigentliche Verdauung von Kohlenhydraten findet dann im Dünndarm unter Einwirkung von Bauchspeichelenzymen in einem basischen Milieu statt. Eiweißhaltige Nahrungsmittel hingegen werden im Magen unter der Einwirkung von Säuren verdaut.

Werden also Kohlenhydrate und Eiweiße zusammen verzehrt, können die Nahrungsmittel nur schwer vom Körper verarbeitet werden. Mischt man die Speisen, wird die Verdauung unnötig belastet und der Stoffwechsel verlangsamt. Die Nährstoffe werden nicht voll verwertet und können sich als Schlacken oder Depotfett im Körper ansammeln. Unwohlsein, Trägheit und Übergewicht sind die Folge.

Tipp

Essen Sie saures Obst nicht zu Kohlenhydratmahlzeiten. Die Fruchtsäuren können die Verwertung der Kohlenhydrate stören. Bei der Eiweißverdauung sind Fruchtsäuren dagegen sehr hilfreich.

Vollwertige Lebensmittel

Ganz wichtig für die gesunde Ernährung im Sinne der Trennkost sind vollwertige Nahrungsmittel. Viele von der Lebensmittelindustrie gelieferte Produkte sind im Grunde für den Körper wertlos, da Vitamine und Spurenelemente zerstört sind. Schlimmer noch ist, dass Kohlenhydrate durch die industrielle Verarbeitung resistent gegen die Verdauungsenzyme werden können. Die Lebensmittel werden dann erst im Dickdarm von Darmbakterien abgebaut – meist nur unvollständig und unter großem Energieaufwand. Schwere Blähungen und Durchfall können die Folge sein. Der Vorteil der Vollwertprodukte liegt auf der Hand: Sie sind reich an Vitaminen und Mineralstoffen, gut verdaulich und nicht zuletzt auch wohlschmeckend.

Vollkommene Trennung ist unmöglich

Kritiker der Trennkost merken immer wieder an, dass sich die strikte Trennung von Eiweiß und konzentrierten Kohlenhydraten nicht durchführen lässt. Denn auch in kohlenhydratreichen Nahrungsmitteln ist Eiweiß enthalten, und in eiweißreichen Produkten sind eben auch komplexe Kohlenhydrate zu finden. Speisen in unserem Rezeptteil, die beispielsweise als kohlenhydratreich gekennzeichnet sind, können also auch geringe Mengen Eiweiß enthalten. Es geht jedoch bei der Trennkost auch nicht um eine 100-prozentige Trennung. Stattdessen soll eine Mischung anhand der Hauptbestandteile der Speisen so weit wie möglich vermieden werden.

Achten Sie vielmehr darauf, dass während einer Mahlzeit nicht kohlenhydrat- und eiweißreiche Speisen kombiniert werden – sei es beim ausgiebigen Brunch oder als Vor- und Hauptgericht.

GRUNDLAGEN

Das Wichtigste in Kürze

- Essen Sie eiweißreiche und kohlenhydratreiche Nahrungsmittel niemals zusammen.
- Mehr als die Hälfte der Nahrung sollte aus Obst und Gemüse bestehen. Am besten als Rohkost.
- Essen Sie viele Vollwertprodukte und nur wenig Fleisch.
- Bereiten Sie alles möglichst schonend zu (z. B. dünsten).

Grundlagen der Blutgruppendiät

Viele kennen das Problem: Man ernährt sich gesund und vollwertig – vielleicht sogar nach den Regeln der Trennkost – und fühlt sich trotzdem müde und abgespannt, hat Verdauungs- und Gewichtsprobleme. Die Ursache kann in der Auswahl der Lebensmittel liegen. In der medizinischen Forschung ist seit langem bekannt, dass so genannte gesunde Nahrungsmittel nicht für jeden Menschen gleichermaßen bekömmlich sind. Doch erst die amerikanischen Ärzte James D'Adamo und sein Sohn Peter haben durch lange Studien die Ursache dafür entdeckt. Sie fanden heraus, dass die Blutgruppe einen entscheidenden Einfluss darauf hat, ob man ein Nahrungsmittel verträgt oder nicht.

Zwei Ärzte, ein Ansatz

Die Hauptthese der Blutgruppendiät ist die Erkenntnis, dass nicht jedes Nahrungsmittel von jedem Blutgruppentyp vertragen wird. Bereits in den 50er-Jahren stellte Dr. James D'Adamo fest, dass Patienten eines Sanatoriums auf die damals übliche gesunde »Einheitskost« ganz unterschiedlich reagierten. Einem Teil bekam das Essen sehr gut, dem anderen schien es eher zu schaden. D'Adamo hatte die brillante Idee, dass dieser Umstand etwas mit den Blutgruppen zu tun haben könnte. Er bestimmte daraufhin die Blutgruppe seiner Patienten und beobachtete, wie der jeweilige Blutgruppentyp auf verschiedene Lebensmittel reagierte. Die Ergebnisse waren verblüffend. Es schien tatsächlich einen unmittelbaren Zusammenhang zwischen der Blutgruppe und der Ernährung zu geben.
Doch die Erkenntnisse von James D'Adamo waren zunächst nur eine interessante Theorie, die allein auf seinen subjektiven Beobachtungen basierte. Daher nahm sich D'Adamos Sohn Peter der faszinierenden Entdeckung seines Vaters an, überprüfte sie anhand verschiedener Versuchsreihen wissenschaftlich, systematisierte und ergänzte sie um seine hinzugewonnenen Erkenntnisse.

Drei Gruppen von Lebensmitteln

Nach Dr. Peter D'Adamo lassen sich unsere Nahrungsmittel in drei Gruppen einteilen: Produkte, die ein Blutgruppentyp sehr gut verträgt, die also »ideal« für uns sind, Lebensmittel, die »schädlich« sind, und »unbedenkliche« Lebensmittel, die keine prägnante Auswirkung auf unseren Stoffwechsel haben und daher eine gute Ergänzung für unseren Speiseplan darstellen.

Blut und Blutgruppe

Unser Blut ist eine Art Speditionsunternehmen. Es transportiert Sauerstoff und Nährstoffe ins Körpergewebe, nimmt im Gewebe Abfallstoffe (z. B. Kohlendioxid) auf und transportiert diese ab. Außerdem finden sich im Blut die Antikörper. Diese Eiweißstoffe sind Teil der Immunabwehr. Sie heften sich an bestimmte Oberflächenstrukturen von Fremdkörpern und Krankheitserregern. Das führt zur »Agglutination«: Die Fremdkörper werden verklebt und verklumpt und können so vom Immunsystem leichter erkannt und vernichtet werden. Jeder Mensch besitzt eine der vier Blutgruppen – 0, A, B oder AB. Diese Bluttypen unterscheiden sich vor allem durch die Oberflächenstruktur der roten Blutkörperchen, die so genannten Antigene. Treffen beispielsweise bei einer Bluttransfusion zwei Blutgruppen aufeinander, kann es daher zu unmittelbaren und heftigen Antikörperreaktionen kommen.

Blutgruppe und Nahrungsverträglichkeit

Die Ursache für die unterschiedliche Verträglichkeit von Nahrungsmitteln liegt in der Entwicklungsgeschichte der Menschheit begründet. Im Laufe der Evolution erschloss sich der Mensch neue Lebensräume und Nahrungsgrundlagen. Verdauungsapparat, Stoffwechsel und Immunsystem wurden dadurch immer wieder vor neue Aufgaben gestellt. Durch Mutationen entstanden so aus der ursprünglichen Blutgruppe 0 drei neue Blutgruppentypen, die besser an die jeweiligen Lebensumstände angepasst waren.

GRUNDLAGEN

Mit der Veränderung der Nahrungsmittel ging eine Veränderung des Immunsystems Hand in Hand. Isst man also ein Lebensmittel, das nicht zur eigenen Blutgruppe passt, kann dies zu einer heftigen Antikörperreaktion führen. Der Grund: Unser Immunsystem verwechselt bestimmte, ihm »unbekannte« Nahrungseiweiße (Lektine) mit den Antigenen einer fremden Blutgruppe. Die Lektine führen aber nicht nur zur bereits erwähnten Agglutination, sondern auch zu Verdauungsstörungen und Stoffwechselverlangsamung.

Blutgruppe 0

Die ersten Menschen mit der Ur-Blutgruppe 0 lebten bereits vor 40 000 Jahren in Afrika. Sie waren geschickte Jäger, deren Nahrungsgrundlage Fleisch war. Die großen Mengen an tierischem Eiweiß hatten ganz entscheidende Auswirkungen auf das Verdauungssystem dieser Menschen. Und auch heute noch hat der Bluttyp 0 keine Probleme bei der Verdauung von Fleisch.
Doch vor etwa 30 000 Jahren verließ der Mensch auf der Suche nach Beute die Savannen Afrikas. Er stieß dabei auch auf Lebensräume, in denen Jagdwild knapp war. Der Mensch musste sich dort neue Nahrungsquellen erschließen.

Blutgruppe A

Der Bluttyp A trat vor etwa 25 000 bis 15 000 Jahren im Mittleren Osten und Asien auf. Der nomadische Jäger war zum sesshaften Ackerbauern geworden, Getreide und andere pflanzliche Kost spielten nun die wichtigste Rolle bei der Ernährung.
Auch die Änderungen im sozialen Gefüge waren einschneidend. Die Bauern lebten auf engem Raum zusammen. Durch diese neue Lebensweise konnten Krankheitserreger leichter von Mensch zu Mensch übertragen werden. Das menschliche Immunsystem musste also besonders leistungsfähig sein.
Die »neue« Blutgruppe A erreichte schnell einen hohen Verbreitungsgrad. Über Asien und den Vorderen Orient gelangten die Gene dieser Blutgruppe bis nach Europa, wo sie heute weit verbreitet ist.

Blutgruppe B

Vor 15 000 bis 10 000 Jahren entstand zwischen dem Himalaja und Indien die Blutgruppe B. Die Lebensbedingungen in dieser Region waren für die Menschen extrem: Das Klima war rau und die Versorgung mit Nahrungsmitteln unregelmäßig und oft sehr einseitig. Fermentierte Milchprodukte wie Jogurt, Kefir und Hüttenkäse stellten einen wichtigen Baustein der Ernährung dar. Aber auch Viehzucht spielte eine nicht unwesentliche Rolle.

Die Menschen selbst mussten hart und zäh sein. Sie waren oft tagelang auf der Suche nach Nahrung und dabei Wind und Wetter ausgesetzt. Das Immunsystem musste daher besonders robust sein. Noch heute sind Menschen mit Blutgruppe B erstaunlich unempfindlich gegen alle Arten von Erkältungskrankheiten.

Im Laufe der Jahrhunderte wanderten die Nomaden von den Hängen des Himalaja bis ins Tiefland weiter. Die Blutgruppe B war lange Zeit typisch für die Menschen in Südostasien und in den weiten Steppen Eurasiens.

Blutgruppe AB

Erst seit 1200 bis 1000 Jahren gibt es den Bluttyp AB. Wegen des entwicklungsgeschichtlich späten Auftretens ist diese Blutgruppe äußerst selten. Der AB-Typ entstand, als sich im Zuge von erneuten Völkerwanderungen der Blutgruppentyp A der Ost- und Mitteleuropäer mit dem Blutgruppentyp B der Mongolen aus Asien vermischte. Die Blutgruppe AB stellt eine Verbindung von Merkmalen der Bluttypen A und B dar. Menschen mit Blutgruppe AB vertragen daher eine ausbalancierte Mischkost am besten. Allerdings ist der Magen-Darm-Trakt weniger robust gegenüber der typischen Ernährung der Blutgruppen A oder B. Man kann also nicht grundsätzlich sagen, dass alle »idealen« Lebensmittel für A oder B auch gut für den Blutgruppentyp AB sind.

Von den Vorfahren mit Blutgruppe B hat der Bluttyp AB das robuste Immunsystem geerbt. Die Blutgruppe ist außerdem besonders gut gegen Auto-Immunkrankheiten wie z. B. Krankheiten des rheumatischen Formenkreises oder Allergien geschützt.

Die richtige Ernährung

Bis in unsere moderne Zeit prägt den Mensch das genetische Erbe seiner Vorfahren stark. So unterschiedlich die Lebensräume der Menschen waren, so unterschiedlich waren ihre Nahrungsgrundlagen. Diesem Umstand müssen wir noch heute Rechnung tragen.

Bluttyp 0

Der Verdauungsapparat der Blutgruppe 0 ist auf die Verarbeitung von Fleisch ausgerichtet. Im Magen findet sich daher eine hohe Säurekonzentration, die für die Eiweißverdauung sehr wichtig ist. Neben Fleisch vertragen Menschen mit Blutgruppe 0 auch Seefische sehr gut. Aber nicht alle tierischen Eiweiße sind unproblematisch. Meiden Sie deshalb Kuhmilch und Milchprodukte. Ganz wichtig: Führen Sie dem Körper in anderer Form ausreichend Kalzium zu. Tofu, grünes Blattgemüse, Brokkoli, Nüsse, Lachs und Wurzelgemüse enthalten den lebenswichtigen Mineralstoff in großen Mengen. Sprechen Sie außerdem mit Ihrem Arzt über Nahrungsergänzungsmittel.
Wegen der hohen Säurekonzentration im Magen ist die Verdauung von komplexen Kohlenhydraten für Menschen mit Blutgruppe 0 nicht einfach. Vor allem Getreide und Getreideprodukte sind für den Bluttyp 0 ungeeignet. Zudem stört das im Getreide enthaltene Klebereiweiß (Gluten) den Insulinstoffwechsel und verhindert, dass Nährstoffe optimal umgesetzt werden.
Dr. D'Adamo musste feststellen, dass sich auch Kartoffeln und einige Arten von Bohnen und Hülsenfrüchten negativ auf den Stoffwechsel der Blutgruppe 0 auswirken. Die Lektine in Linsen und Kidney-Bohnen beispielsweise können das Muskelgewebe in einen basischen Zustand versetzen. Gerade der 0-Typ braucht aber ein leicht saures Milieu im Muskel, um Kalorien optimal zu verarbeiten. Frisches Obst und Gemüse gehören für den Bluttyp 0 zu einer ausgewogenen und gesunden Ernährung. Vermeiden Sie aber unverträgliche Sorten konsequent. Da der Magen des 0-Typs wegen der hohen Säurekonzentration schnell zur Übersäuerung neigt, sollte man zudem auch auf saures Obst verzichten.

Bluttyp A

Der Bluttyp A kommt mit tierischen Eiweißen deutlich schlechter zurecht als der Bluttyp 0. Sein Verdauungsapparat ist nämlich ganz auf die Verarbeitung von Kohlenhydraten ausgelegt. Die Säurekonzentration im Magen ist entsprechend gering. Dadurch dauert die Verdauung von Fleisch sehr lange. Außerdem werden die im Fleisch enthaltenen Nährstoffe nur unvollständig in Energie umgesetzt und stattdessen als Fettreserve gespeichert.

Auch Milch und Milchprodukte sind wegen der enthaltenen Lektine bis auf wenige Ausnahmen (z. B. Jogurt) für die Blutgruppe A schädlich. Als Eiweißquelle sollten daher vor allem Sojaprodukte wie Tofu dienen, die diesem Bluttyp sehr gut bekommen. Auch Süßwasserfische, die wegen des geringen Bindegewebeanteils leichter verdaulich sind als Fleisch, sind eine gute Ergänzung.

Im Allgemeinen bekommen dem A-Typ Reis und Getreideprodukte mit ihren komplexen Kohlenhydraten besonders gut. Vorsicht ist allerdings bei Weizen geboten. Die Muskulatur beim Bluttyp A kann darauf sauer reagieren. Im Gegensatz zum Typ 0 brauchen Menschen der Blutgruppe A aber basisches Muskelgewebe, um leistungsfähig zu sein. Auf jeden Fall meiden sollten Sie Kartoffeln und einige Sorten von Hülsenfrüchten (z. B. Kidney- und Limabohnen), da sie zu Gewichtsproblemen und Gesundheitsschäden führen können.

Menschen mit Blutgruppe A vertragen pflanzliche Nahrung besonders gut, weshalb sehr viele von ihnen bewusst oder unbewusst Vegetarier sind. Für die gesunde Ernährung mit pflanzlichen Lebensmitteln sind fast alle Obst- und Gemüsesorten geeignet. Vorsicht ist jedoch bei Tomaten geboten, die wegen des hohen Lektingehalts unbedingt gemieden werden sollten.

G R U N D L A G E N

Richtige Ernährung für Bluttyp 0 und A

Blutgruppe 0: Fleisch, in Maßen genossen, ist gut verträglich und gesund. Auch Fisch ist bekömmlich. Komplexe Kohlenhydrate in Form von Getreide sind nicht empfehlenswert. Obst und Gemüse sind ein wichtiger Bestandteil der Ernährung.
Blutgruppe A: Vegetarische Ernährung ist ideal. Eiweiß sollte in Form von Sojaprodukten aufgenommen werden. Frisches Obst und Gemüse sind die Hauptnahrungsmittel für den Bluttyp A.

GRUNDLAGEN

Bluttyp B

Der Bluttyp B ist beinahe ein »Allesesser« und hat wegen seines robusten Verdauungsapparates bei der gesunden und abwechslungsreichen Ernährung die geringsten Probleme. Allerdings verarbeitet der Typ B Nährstoffe besonders effektiv, was zu Übergewicht führen kann. Es ist also Zurückhaltung angebracht.

Menschen mit Blutgruppe B vertragen Milch und beinahe alle Milchprodukte. Nur Edelpilz- und Schmelzkäse bilden eine Ausnahme. Auch Fleisch bekommt dieser Blutgruppe gut. Nur um Geflügel (eine Ausnahme ist die Pute) sollte man einen großen Bogen machen. Vor allem Hühnerfleisch ist wegen der schädlichen Lektine ungesund. Fisch, an erster Stelle Seefisch, ist für den B-Typ gut bekömmlich und wegen der enthalten Fischöle besonders gesund. Vorsicht jedoch vor Muscheln, Krebsen und anderen Krusten- und Schalentieren: sie enthalten schädliche Eiweiße.

Bei den komplexen Kohlenhydraten muss der Bluttyp B eine sorgfältige Auswahl treffen. Zwar verträgt er Kartoffeln sowie zahlreiche Hülsenfrucht- und Getreidesorten, doch gilt es eine ganze Reihe von Produkten zu vermeiden. Vor allem Buchweizen, Linsen und Mais sind schädlich, da sie den Blutzuckerspiegel negativ beeinflussen können. Auch Weizen und Roggen sind nicht gesund. Das enthaltene Gluten (Klebereiweiß) stört den Insulinstoffwechsel, verhindert die optimale Umsetzung der Nährstoffe und sorgt dafür, dass diese sich so als Depotfett ablagern.

Wie alle anderen Blutgruppen sollte der Typ B seine Ernährung auf überwiegend pflanzliche Kost umstellen. Unter den neutralen Obst- und Gemüsesorten finden Menschen mit Blutgruppe B ein großes Angebot an idealen bzw. unbedenklichen Lebensmitteln. Besonders gesund sind alle Kohlsorten. Auf Tomaten muss der B-Typ allerdings wie der Typ A wegen der enthaltenen Lektine verzichten.

Richtige Ernährung für Bluttyp B und AB

Blutgruppe B: Fleisch und vor allem Milchprodukte werden gut vertragen. Eine relativ große Auswahl an komplexen Kohlenhydraten steht zur Verfügung. Obst und Gemüse sind wichtiger Bestandteil der Ernährung.
Blutgruppe AB: Wegen des empfindlichen Verdauungsapparates muss eine sorgfältige Auswahl getroffen werden.

Bluttyp AB

Die ideale Ernährung für den AB-Typ ist eine Mischung der empfohlenen Nahrungsmittel für die Blutgruppen A und B. Im Wesentlichen ähnelt die Ernährung der des Bluttyps B, doch gibt es Einschränkungen, die typisch für Blutgruppe A sind.

Wie der Typ A hat der Bluttyp AB eine geringe Magensäurekonzentration und muss daher bei Fleisch und Geflügel Abstriche machen. Zwar verträgt er einige Sorten sehr gut (z. B. Pute, Lamm, Kaninchen), doch sollte er sich zurückhalten, um das Verdauungssystem nicht unnötig zu belasten.

Menschen mit Blutgruppe AB sollten ihren Eiweißbedarf überwiegend durch Fisch, Milch- und Sojaprodukte decken. Vor allem unter den Milchprodukten findet sich eine Vielzahl von »idealen« und gut verträglichen Nahrungsmitteln.

Auch bei den komplexen Kohlenhydraten gibt es Übereinstimmungen zu den Blutgruppen A und B. Für Buchweizen und Mais gilt das Gleiche wie bei Bluttyp B: Sie können den Blutzuckerspiegel negativ beeinflussen. Bei den Hülsenfrüchten sieht es ähnlich aus wie beim A-Typ: Kidney- und Limabohnen müssen gemieden werden. Weizen ist im Allgemeinen unbedenklich. Wer jedoch eine rasche Gewichtsreduktion anstrebt, sollte auf das Getreide verzichten.

Wie für die Blutgruppen-Trennkost üblich, sollten Obst und Gemüse zum Hauptbestandteil Ihrer Ernährung werden. Diese neutralen Produkte enthalten reichlich lebenswichtige Vitamine und Mineralstoffe. Bis auf wenige Ausnahmen (z. B. Rettich) ist Gemüse gut bekömmlich. Sogar Tomaten, die die Blutgruppen A und B nicht vertragen, sind unbedenklich. Beim Obst sollte man verstärkt zu Vitamin-C-haltigen Früchten wie Kiwi greifen, da diese für den Bluttyp AB besonders gesund sind. Eine Ausnahme sind Orangen, da sie die Magenschleimhaut stark reizen.

Tipp

Der Verdauungsapparat der Menschen mit Blutgruppe AB ist besonders empfindlich. Meiden Sie daher alles, was den Magen übermäßig reizen könnte. Scharf gewürzte Speisen sollten ebenso von Ihrem Speiseplan verschwinden wie Dressings, die mit Essig angerührt wurden (auf Jogurtsaucen ausweichen).

GRUNDLAGEN

Tipps und Tricks zur Blutgruppen-Trennkost

Es gibt bei der Blutgruppen-Trennkost einige grundsätzliche Regeln, die für alle Blutgruppen gleichermaßen gelten und die Ihnen die Umstellung auf diese gesunde Ernährungsform erleichtern.

Schrittweise Umstellung

Es ist wahrscheinlich, dass die Blutgruppen-Trennkost in starkem Kontrast zu Ihren bisherigen Ernährungsgewohnheiten steht. Ihr Körper muss sich erst langsam an die neue Kostform gewöhnen. Fangen Sie also mit einem oder zwei Blutgruppen-Trennkost-Tagen pro Woche an und steigern Sie sich dann langsam.

Ärztlicher Rat

Bei der Blutgruppen-Trennkost handelt es sich zwar um eine gesunde Ernährungsweise, doch sollten Sie, wenn Sie sich nach der Nahrungsumstellung nicht wohl fühlen, einen Arzt um Rat bitten. Befragen Sie Ihren Arzt unbedingt bereits im Vorfeld, wenn Sie an Diabetes oder einer anderen Stoffwechselkrankheit leiden.
Für Kinder und Jugendliche gelten andere Ernährungsregeln als für Erwachsene. Sie dürfen sich daher nur in Ausnahmefällen oder auf Anraten eines Arztes nach der Blutgruppen-Trennkost ernähren.

Alles zu seiner Zeit

Eiweißreiche Lebensmittel sind schwerer verdaulich als kohlenhydratreiche. Essen Sie daher Eiweißmahlzeiten mittags und Kohlenhydratgerichte am Abend. Neutrale Speisen können Sie zu jeder Tageszeit essen. Beachten Sie auch, dass Sie nicht Eiweiß-Vorspeisen mit Kohlenhydrat-Hauptgerichten – oder umgekehrt – kombinieren.

Damit die Verdauung nicht gestört wird, sollten zwischen einer Ei-weiß- und einer Kohlenhydratmahlzeit etwa vier Stunden liegen. Essen Sie als Zwischenmahlzeiten neutrale Snacks, Rohkost oder Obst.

Getränke

Nicht alle Getränke passen zu jeder Mahlzeit. Zu Kohlenhydrat-mahlzeiten sollten Sie keine sauren Säfte trinken. Besser sind Gemü-sesäfte, Kräutertees, grüner Tee, stilles Mineralwasser, Kaffee und auch Bier. Zu Eiweißmahlzeiten passen ungesüßte Fruchtsäfte und -tees, Fruchtsaftschorlen, Kräutertees, grüner Tee, Kaffee, Mineral-wasser mit Kohlensäure und Wein.
Grüner Tee ist für alle Blutgruppen ein besonders bekömmliches Ge-tränk und sollte über kurz oder lang Schwarztee und Kaffee ersetzen.

Salz und Pfeffer

Pfeffer – egal, ob schwarz oder weiß – verträgt keine Blutgruppe. Würzen Sie daher mit dem bekömmlicheren Piment (Nelkenpfef-fer). Und verwenden Sie jodiertes Speisesalz, da Deutschland zu den Jodmangelgebieten gehört.

Bewegung ist wichtig

In der heutigen Zeit bekommt unser Körper meist nicht mehr das Bewegungspensum, das er eigentlich benötigt. Sport und Bewegung sind aber für ein gesundes Leben außerordentlich wichtig. So wie bei der Ernährung gibt es auch bei der Wahl der Sportarten Unterschie-de, die auf die Ursprünge der Blutgruppen zurückzuführen sind.
Für die Bluttypen 0, A und B sind Ausdauersportarten wie Aerobic, Joggen und Radfahren ideal – für Typ 0 auch Wettkampfsportarten, Kampf- und Kraftsport. Menschen mit Blutgruppe AB setzen dage-gen besser auf entspannende Sportarten, wie Tai Chi, Yoga, isome-trische Übungen oder Wandern.

GRUNDLAGEN

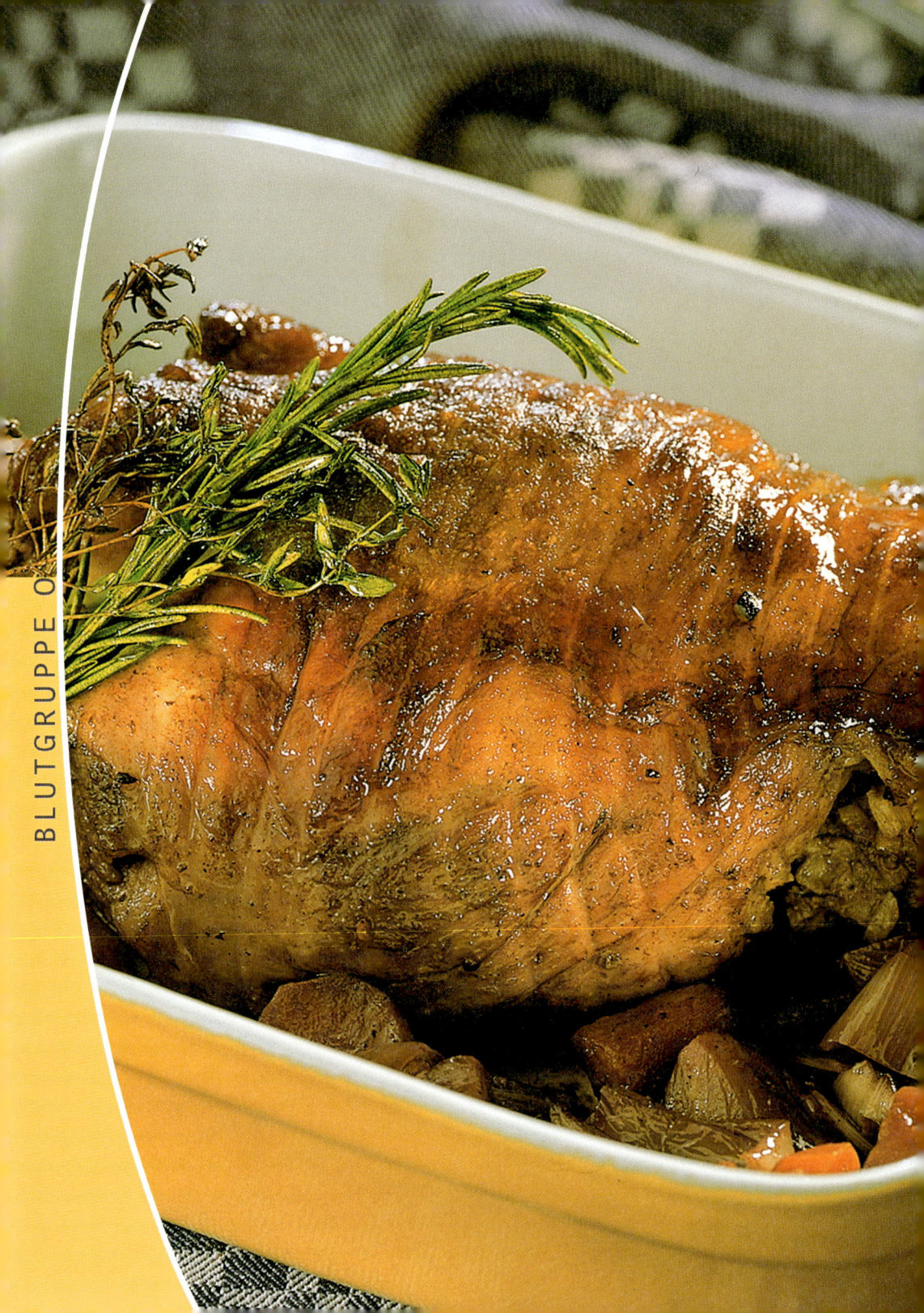

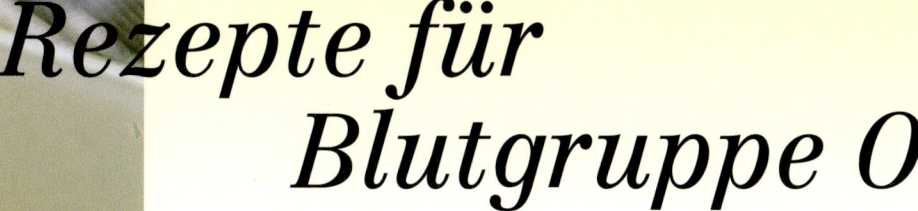

Rezepte für
Blutgruppe 0

Auch wenn der Blutgruppe 0 Fleisch gut
bekommt, sollte es nicht zum Hauptbestandteil der Nahrung werden. Auf den folgenden Seiten finden Sie eine Auswahl an
Gerichten mit und ohne Fleisch, die genau
auf Ihren Bluttyp abgestimmt sind.

Rezept auf Seite 34

Frühstück

Kräuteromelett (Eiweiß)

1 Portion enthält:
943,3 Kilojoule
224,6 Kilokalorien

Zutaten für 1 Portion:
1 TL Butter, 2 Eier, 1 Prise Jodsalz,
1 EL gehackte Kräuter

Zubereitungszeit: etwa 10 Minuten

■ Die Butter in einer kleinen Pfanne schmelzen. Eier, Salz und Kräuter verrühren. Teig in die Pfanne geben und stocken lassen. Das Omelett wenden und noch 2 bis 3 Minuten backen.

Obstsalat (Kohlenhydrate)

1 Portion enthält:
632,5 Kilojoule
150,6 Kilokalorien

Zutaten für 2 Portionen:
1 kleiner Apfel, 50 g Trauben, 1 Kiwi,
1 Pfirsich, $1/2$ Banane, 1 TL Honig,
2 EL Zitronensaft, 1 TL Kürbiskerne,
1 TL gehackte Walnüsse

Zubereitungszeit: etwa 10 Minuten

■ Obst waschen und klein schneiden. Mit Honig und Zitronensaft abschmecken und mit Kürbiskernen und Walnüssen bestreuen.

Trockenobstmüsli (Kohlenhydrate)

1 Portion enthält:
1877,8 Kilojoule
447,1 Kilokalorien

Zutaten für 1 Portion:
4 EL Dinkelschrot, 1 getrocknete Feige,
3 getrocknete Pflaumen, 1 EL Haselnüsse,
1 TL Honig

Zubereitungszeit: etwa 10 Minuten

■ Das Schrot über Nacht in etwas Wasser einweichen. Trockenobst und Nüsse hacken und unter das Schrot mischen. Mit dem Honig süßen.

Rohkostfrühstück (Neutral)

1 Portion enthält:
1509,5 Kilojoule
359,4 Kilokalorien

Zutaten für 1 Portion:
$^1/_4$ Sellerieknolle, 1 Möhre, 1 säuerlicher Apfel, 1 EL Zitronensaft, 2 EL Walnüsse

Zubereitungszeit: etwa 10 Minuten

■ Sellerie und Möhre schälen und waschen. Apfel waschen, vierteln und das Kerngehäuse entfernen. Alles in feine Stifte schneiden.
■ Die Obst- und Gemüsestifte vermischen und mit Zitronensaft abschmecken. Die Walnüsse grob hacken und darüber streuen.

Bananenbrot (Kohlenhydrate)

1 Portion enthält:
1288,1 Kilojoule
306,7 Kilokalorien

Zutaten für 1 Portion:
2 Scheiben Essener Brot, 1 TL Butter, $^1/_2$ Banane, 1 TL Ahornsirup, 1 TL Sonnenblumenkerne

Zubereitungszeit: etwa 5 Minuten

■ Das Brot mit der Butter bestreichen. Die Banane in Scheiben schneiden und das Brot damit belegen. Den Ahornsirup gleichmäßig darüber verteilen und die Sonnenblumenkerne aufstreuen.

Tipp
Walnüsse sind bei Blutgruppe 0 besonders bekömmlich. Mit ihnen können Sie Müslis, Obstsalate und andere Speisen verfeinern.

BLUTGRUPPE 0

Vorspeisen und Snacks

Gemüseschaschlik (Neutral)

1 Portion enthält:
1458,7 Kilojoule
347,3 Kilokalorien

Zutaten für 4 Portionen:
1 Fenchelknolle, 1 Kohlrabi, Jodsalz,
je 1 rote und gelbe Paprika, 3 Zucchini,
1 Gemüsezwiebel, 1 Bund gemischte
Kräuter, 1 Knoblauchzehe, 1 Zitrone,
8 EL Olivenöl

Zubereitungszeit: etwa 60 Minuten

■ Fenchel putzen, waschen und halbieren, das zarte Grün aufheben. Strunk entfernen und die Knolle in Stücke teilen.

■ Kohlrabi schälen, waschen und in Scheiben schneiden. Fenchel- und Kohlrabistücke in kochendem Salzwasser 3 Minuten vorgaren.

■ Rote und gelbe Paprika waschen, halbieren und von Stielen, Kernen und weißen Innenstegen befreien. Das Fruchtfleisch in grobe Stücke schneiden.

■ Die Zucchini putzen, waschen und in dicke Scheiben schneiden. Die Zwiebel abziehen und achteln.

■ Kräuter waschen, trockenschütteln und fein hacken. Den Knoblauch abziehen und die Zitrone auspressen.

■ Aus Zitronensaft, Öl, Kräutern und Salz eine Marinade anrühren. Den Knoblauch dazupressen.

■ Stücke von Fenchel, Kohlrabi, Paprika, Zwiebel und Zucchini abwechselnd auf Schaschlikspieße stecken. Die Gemüsespieße 30 Minuten in die Marinade legen. Von Zeit zu Zeit wenden oder bepinseln.

■ Die Gemüsespieße auf dem Grill 10 bis 15 Minuten grillen, dabei öfter wenden. Mit der Marinade als Dip servieren.

Tomaten-Zucchini-Salat (Neutral)

1 Portion enthält:
1095,8 Kilojoule
260,9 Kilokalorien

Zutaten für 4 Portionen:
100 g Cocktailtomaten, 1 Zucchino,
1 Kohlrabi, 2 Möhren, 2 EL Zitronensaft,
Jodsalz, 4 EL Olivenöl, 1 Knoblauchzehe,
$1/_2$ Bund glatte Petersilie, 3 EL Walnüsse

Zubereitungszeit: etwa 20 Minuten

■ Cocktailtomaten waschen, halbieren und die Stielansätze entfernen.
Zucchino putzen, waschen und in feine Stifte schneiden.

■ Kohlrabi und Möhren schälen, waschen und in dünne Scheiben
hobeln.

■ Zitronensaft, Salz und Olivenöl verrühren. Knoblauch dazupressen.

■ Je 1 TL Dressing auf den Tellern verteilen. Das rohe Gemüse darauf
verteilen und alles mit dem restlichen Dressing beträufeln. Mit Pe-
tersilienblättchen und Walnüssen garnieren.

BLUTGRUPPE 0

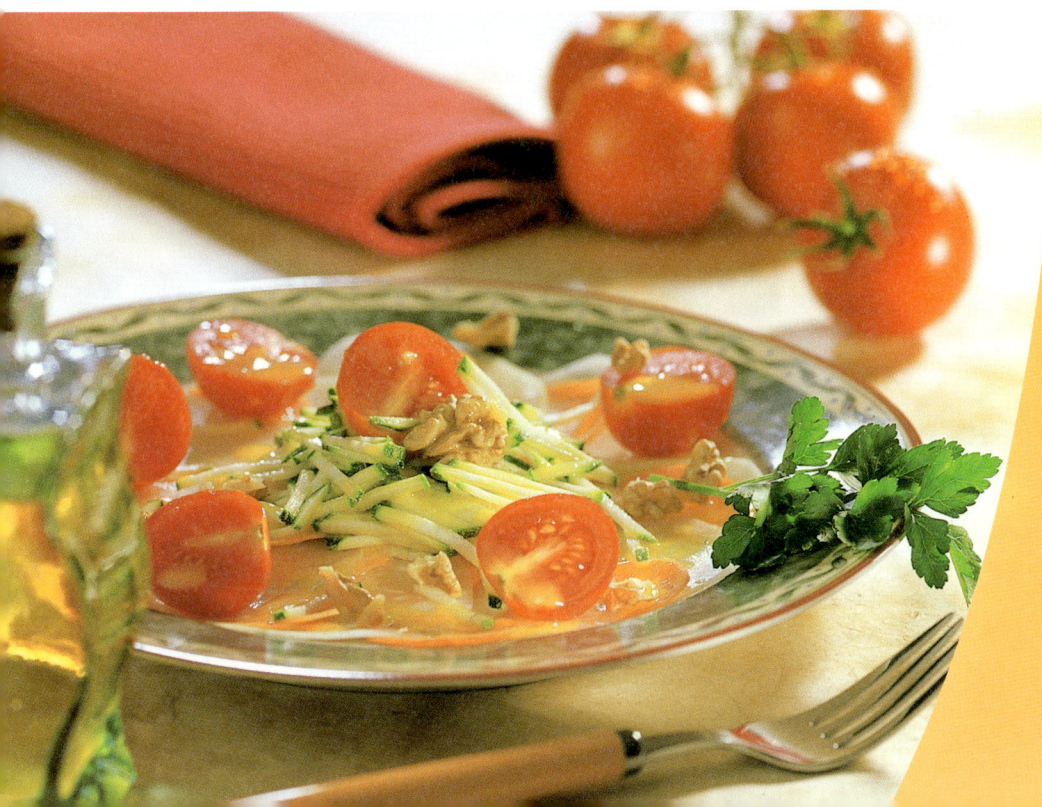

Gazpacho (Neutral)

1 Portion enthält:
543,5 Kilojoule
129,4 Kilokalorien

Zutaten für 4 Portionen:
1 große Zwiebel, 500 g Tomaten, 1 Salatgurke, je $1/2$ rote und grüne Paprika,
2 Knoblauchzehen, 2 EL Olivenöl, Jodsalz,
gemahlener Kümmel, Saft von $1/2$ Zitrone

Zubereitungszeit: etwa 90 Minuten

- Zwiebel abziehen, halbieren und fein hacken. Eine Tomate beiseite legen, den Rest mit kochendem Wasser überbrühen und häuten. Die gehäuteten Tomaten von Stielansätzen und Kernen befreien und das Fruchtfleisch in Stücke schneiden.
- Die Salatgurke waschen und halbieren. Eine Hälfte schälen und in kleine Würfel schneiden. Die andere Hälfte beiseite legen.
- Paprika waschen, von Stielansätzen, Kernen und weißen Innenstegen befreien. Das Fruchtfleisch fein würfeln. Knoblauchzehe abziehen.
- Die Hälfte der Zwiebelwürfel, die Tomatenstückchen, die Gurken-würfel, die Hälfte der Paprikawürfel und die Knoblauchzehe in den Mixer geben und pürieren.
- Olivenöl und $1/4$ l Wasser zum Püree geben und alles nochmals durchmixen. Mit Salz und Kümmel würzen. Die Suppe für etwa 60 Minuten in den Kühlschrank geben.
- Die letzte Tomate waschen, halbieren, von Stielansatz und Kernen befreien und würfeln. Die halbe Gurke in kleine Würfel schneiden.
- Die Suppe in Teller füllen und mit Zwiebel-, Paprika-, Tomaten- und Gurkenwürfeln bestreut servieren.

Tipp

Zu dieser andalusischen Spezialität passen Croûtons (geröstete Brotwürfelchen) ganz hervorragend. 2 bis 3 Scheiben Roggenbrot in Würfel schneiden, 2 EL Öl in einer beschichteten Pfanne erhitzen und die Brotwürfel darin anbraten. Wer will, kann zum Schluss noch eine Knoblauchzehe über die Croûtons pressen.

BLUTGRUPPE 0

Gemüse-Frittata (Eiweiß)

1 Portion enthält:
1372,1 Kilojoule
326,7 Kilokalorien

Zutaten für 4 Portionen:
1 Zwiebel, 1 Möhre, 150 g Kürbis,
1 Zucchino, 1 rote Paprika, 125 g grüner
Spargel, Jodsalz, 4 EL Olivenöl, Piment,
5 Eier, 50 g Schafskäse

Zubereitungszeit: etwa 30 Minuten

■ Zwiebel abziehen und fein würfeln. Möhre schälen, waschen und raspeln. Kürbisfleisch ebenfalls raspeln. Zucchino putzen, waschen und in dünne Scheiben schneiden. Paprika waschen, halbieren, von Stiel, Kernen sowie weißen Innenstegen befreien und in dünne Streifen schneiden.

■ Den Spargel waschen, die unteren Teile schälen und die Enden abschneiden. Spargelstangen in etwa 4 cm lange Stücke schneiden und in Salzwasser 5 Minuten blanchieren.

■ 2 EL Öl in einer Pfanne erhitzen. Zwiebeln und Zucchini darin anschwitzen. Das restliche Gemüse zugeben und bei geschlossenem Deckel 2 bis 3 Minuten dünsten. Mit Salz und Piment würzen, in eine Schüssel geben und abkühlen lassen.

■ Eier in eine Schüssel schlagen und mit einem Schneebesen kräftig durchrühren. Schafskäse dazubröckeln und unterrühren. Mit Salz und Piment würzen.

■ Eiermischung über das Gemüse geben und durchmischen. Das restliche Öl in einer beschichteten Pfanne erhitzen und die Ei-Gemüsemischung darin bei schwacher Hitze braten.

■ Sobald das Ei gestockt ist, die Frittata auf einen Teller gleiten lassen, wenden, wieder in die Pfanne geben und von der anderen Seite weitere 1 bis 2 Minuten braten. Sofort servieren.

BLUTGRUPPE 0

Köstliche Hauptgerichte

Süßkartoffelpfanne (Kohlenhydrate)

1 Portion enthält:
1246,1 Kilojoule
296,7 Kilokalorien

Zutaten für 1 Portion:
800 g Süßkartoffeln, Jodsalz, 1 kleine Zwiebel, $1/2$ Bund Petersilie, 2 EL Butter, 1 TL Roggenmehl, 100 ml Gemüsebrühe, Saft und Schale von $1/2$ unbehandelten Zitrone

Zubereitungszeit: etwa 70 Minuten

■ Süßkartoffeln waschen und in Salzwasser etwa 45 Minuten garen. Abgießen und leicht abkühlen lassen.

■ Währenddessen die Zwiebel abziehen und fein würfeln. Petersilie waschen, trockenschütteln und fein hacken. Süßkartoffeln schälen und in mittelgroße Würfel schneiden.

■ Butter in einer Pfanne erhitzen und die Zwiebelwürfel darin unter ständigem Rühren glasig dünsten. Das Mehl darüber stäuben und weiterrühren.

■ Brühe unter Rühren zugießen, aufkochen und einreduzieren lassen.

■ Die Hälfte der Petersilie, Zitronensaft, -schale und die Süßkartoffel-würfel zugeben. Einmal aufkochen, bis die Süßkartoffeln heiß sind, und mit der restlichen Petersilie bestreut servieren.

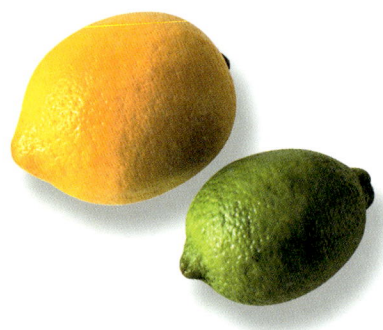

Kabeljau im Gemüsebett (Eiweiß)

<table>
<tr><td>

1 Portion enthält:
1928,2 Kilojoule
459,1 Kilokalorien
</td></tr>
</table>

Zutaten für 4 Portionen:
1 Kohlrabi, 2 Möhren, 2 Fenchelknollen,
3 EL Butter, 4 Kabeljaufilets, 2 EL Zitronensaft, 2 hart gekochte Eier, 6 EL gehackte gemischte Kräuter, 4 EL Olivenöl,
2 EL Senf, Jodsalz

Zubereitungszeit: etwa 30 Minuten

- Kohlrabi und Möhren putzen, schälen und waschen. Fenchel putzen und waschen. Alles in kleine Würfel schneiden.
- 1 EL Butter in einer Pfanne zerlassen und das Gemüse darin im eigenen Saft bissfest dünsten.
- Die Kabeljaufilets waschen, trockentupfen und mit Zitronensaft beträufeln. Die restliche Butter erhitzen und den Fisch von beiden Seiten darin anbraten.
- Die geschälten Eier im Mixer mit den Kräutern, dem Öl und dem Senf zu einer sämigen Sauce schlagen. Mit Salz abschmecken.
- Das Gemüse auf den Tellern verteilen und den Fisch darauf anrichten. Mit der Sauce servieren.

BLUTGRUPPE O

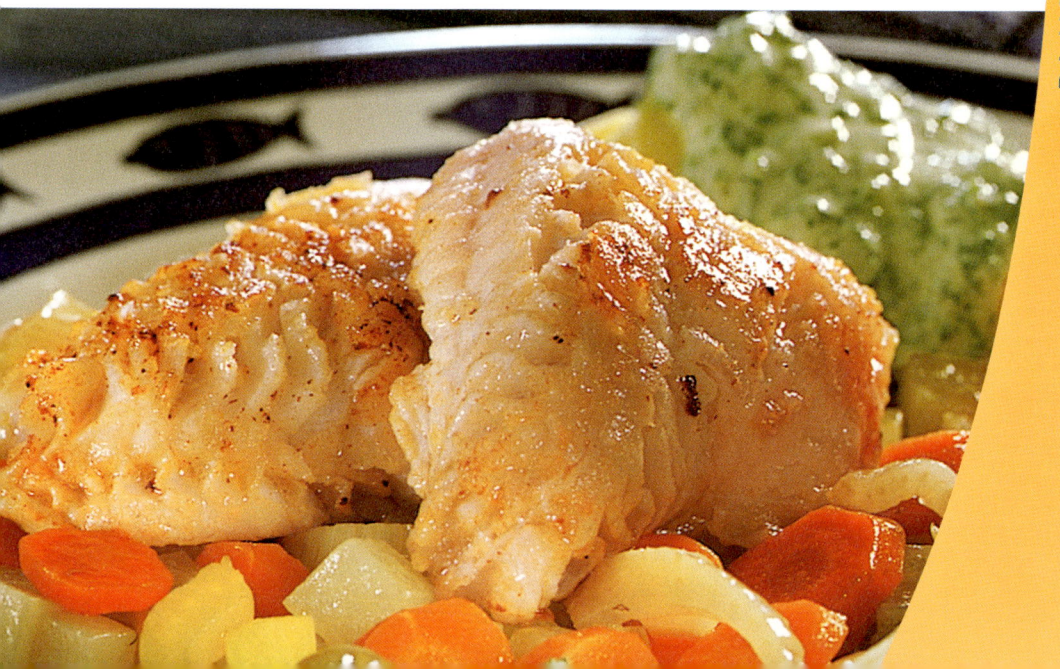

Lammkeule mit Zwiebelgemüse (Eiweiß)

1 Portion enthält:
3055,9 Kilojoule
727,6 Kilokalorien

Zutaten für 4 Portionen:
4 Möhren, 6 große Zwiebeln, 4 Knoblauchzehen, 4 Salbeiblätter, 2 Rosmarinzweige,
Jodsalz, 2 EL Senf, gemahlener Kümmel,
3 EL Olivenöl, 1 kg Lammkeule (aus-
gelöst), 1 Zweig Thymian, $1/8$ l Rotwein,
5 EL Butter

Zubereitungszeit: etwa 120 Minuten, Foto Seite 24

BLUTGRUPPE 0

■ Möhren putzen, waschen und in dicke Scheiben schneiden. Zwiebeln und Knoblauchzehen abziehen. Zwiebeln vierteln.

■ Knoblauch, 2 Salbeiblätter und die Nadeln eines Rosmarinzweigs mit Salz, Senf, Kümmel und 1 EL Öl im Mörser zu einer würzigen Paste zerreiben.

■ Die Innenseite der entbeinten Lammkeule dick mit der Paste ein-streichen. 2 Salbeiblätter auflegen und die Keule zusammenklappen. Mit Küchengarn zusammenbinden und die Keule von außen mit Salz einreiben.

■ Das restliche Öl in einem Bräter erhitzen und die Lammkeule rund-um anbraten. Möhren, Zwiebeln, Thymian und restlichen Rosmarin zugeben und kurz mitbraten. Den Wein angießen.

■ Die Keule im Backofen bei 190 °C 80 bis 90 Minuten garen. Von Zeit zu Zeit mit dem ausgetretenen Saft oder Wasser begießen. Falls das Fleisch zu dunkel wird, mit Alufolie abdecken.

■ Die Keule aus dem Bräter nehmen, in Alufolie einschlagen und noch etwas ruhen lassen.

■ Das Zwiebelgemüse aus dem Bratenfond nehmen und warm stel-len. Den Fond mit Salz abschmecken und die eiskalte Butter in Flöckchen in die Sauce montieren.

■ Die Lammkeule aufschneiden und mit Sauce und Zwiebelgemüse servieren.

Tipp

Als Beilage zur Lammkeule passen grüne Bohnen sehr gut.

Würzige Kichererbsen (Kohlenhydrate)

1 Portion enthält:
2316,7 Kilojoule
551,6 Kilokalorien

Zutaten für 4 Portionen:
2 Zwiebeln, 3 Knoblauchzehen, 1 EL Olivenöl, 2 EL Curry, 600 g Kichererbsen (aus der Dose), 300 g Tomaten (aus der Dose), Jodsalz

Zubereitungszeit: etwa 45 Minuten

■ Zwiebeln und Knoblauchzehen abziehen. Die Zwiebeln in feine Ringe schneiden. Öl erhitzen und die Zwiebeln darin anschwitzen. Knoblauch dazupressen und kurz mitdünsten. Curry zugeben und unter ständigem Rühren etwa 1 Minute anschwitzen.

■ Die Kichererbsen abtropfen lassen und zu den Zwiebeln geben. Tomaten und -saft zugeben, leicht salzen, den Deckel aufsetzen und alles bei schwacher Hitze etwa 30 Minuten garen.

Buchweizensalat (Kohlenhydrate)

1 Portion enthält:
1844,6 Kilojoule
439,2 Kilokalorien

Zutaten für 4 Portionen:
250 g Buchweizenkörner, 2 rote Paprika, 4 Möhren, 2 Kohlrabi, 4 Stangen Sellerie, Saft von $1/2$ Zitrone, 4 EL Olivenöl, Jodsalz, 1 Prise Vollrohrzucker

Zubereitungszeit: etwa 40 Minuten

■ Den Buchweizen etwa 20 Minuten in kaltem Wasser einweichen, gut abspülen, abtropfen und trocknen lassen.

■ Paprika waschen, putzen und halbieren. Möhren und Kohlrabi schälen, waschen und in dünne Stifte schneiden. Sellerie waschen und in 1 cm lange Stücke schneiden.

■ Aus Zitronensaft, Olivenöl, Salz und Zucker ein Dressing rühren.

■ Buchweizen ohne Fett in einer beschichteten Pfanne anrösten. Gemüse untermengen, mit dem Dressing vermischen. Sofort servieren.

BLUTGRUPPE O

Ratatouille (Eiweiß)

1 Portion enthält:
2198,3 Kilojoule
523,4 Kilokalorien

Zutaten für 4 Portionen:
2 Zwiebeln, 4 Knoblauchzehen, 1 Bund
Petersilie, 500 g Rinderhackfleisch, 1 Ei,
Jodsalz, 2 EL Butter, je 1 grüne und rote
Paprika, 2 Zucchini, 350 g Tomaten,
2 EL Olivenöl, $\frac{1}{8}$ l Fleischbrühe,
$\frac{1}{8}$ l Weißwein, 1 EL Kräuter der Provence,
1 TL gemahlene Korianderkörner

Zubereitungszeit: etwa 60 Minuten, Foto rechts

- Zwiebeln und Knoblauchzehen abziehen und fein würfeln. Petersilie waschen, trockentupfen und fein hacken.
- Hackfleisch und Ei vermengen. Petersilie und je die Hälfte von gehackten Zwiebeln und Knoblauch zugeben. Mit Salz abschmecken.
- Aus dem Fleischteig kleine Klößchen formen. Die Butter in einer Pfanne erhitzen und die Fleischbällchen rundum darin knusprig braun anbraten; beiseite stellen.
- Die Paprika waschen und halbieren. Den Stielansatz, die Kerne und die weißen Innenstege entfernen. Das Fruchtfleisch in Stücke schneiden. Die Zucchini putzen, waschen und in Scheiben schneiden.
- Tomaten waschen, mit kochendem Wasser überbrühen und häuten. Vierteln und die Stielansätze entfernen.
- Restliche Zwiebel- und Knoblauchwürfel sowie Paprika, Zucchini und Tomaten im Bratenfett andünsten. Mit Fleischbrühe und Wein aufgießen. Mit Kräutern, Koriander und 1 Prise Salz abschmecken. Etwa 15 Minuten schmoren lassen.
- Die Fleischbällchen zugeben und im Ratatouille erhitzen.

BLUTGRUPPE O

Gedünsteter Lachs mit Gemüse (Eiweiß)

1 Portion enthält:
1246,1 Kilojoule
296,7 Kilokalorien

Zutaten für 4 Portionen:
2 Zitronen, 4 Lachsfilets (à 150 g),
Jodsalz, 1 Möhre, 1 kleiner Kohlrabi,
1 kleiner Zucchino, 1 Frühlingszwiebel,
4 TL Olivenöl, 4 EL Weißwein

Zubereitungszeit: etwa 40 Minuten

- 1 Zitrone auspressen. Die Lachsfilets mit dem Saft beträufeln und von beiden Seiten salzen.
- Möhre und Kohlrabi waschen und in Stifte schneiden. Zucchino waschen und in dünne Scheiben schneiden. Frühlingszwiebel putzen, waschen und in Ringe schneiden.
- Die Hälfte des Gemüses auf vier Stücke Alufolie verteilen und die Lachsfilets darauf legen. Die Ränder der Alufolie hochschlagen und Olivenöl und Weißwein auf die Filets träufeln.
- Den Fisch mit dem restlichen Gemüse bedecken und die Folie zu festen Päckchen falten.
- Die Lachspakete bei 200 °C 20 Minuten im Backofen garen. Lachs in der Folie auf die Teller geben. Mit Zitronenspalten servieren und die Folie erst am Tisch öffnen.

BLUTGRUPPE O

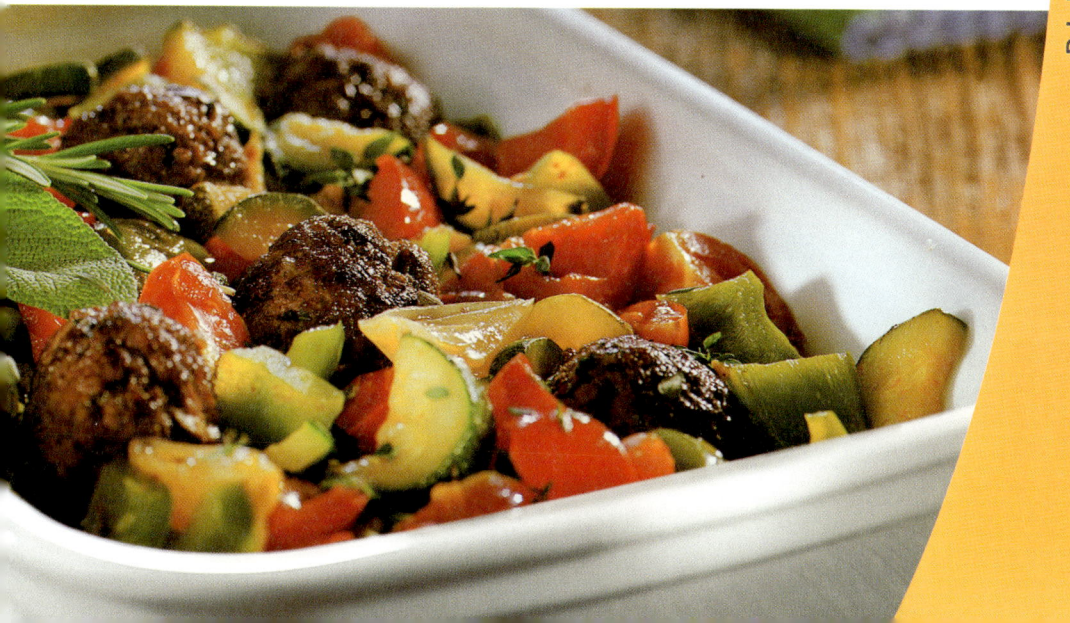

Chinesisches Pfannengemüse (Neutral)

1 Portion enthält:
560,3 Kilojoule
133,4 Kilokalorien

Zutaten für 4 Portionen:

250 g Mangold, $^{1}/_{2}$ Bund Frühlingszwiebeln, 200 g Brokkoli, 1 rote Paprika, 100 g Zuckererbsen, 2 Knoblauchzehen, 3 cm frischer Ingwer, 2 EL Olivenöl, 1 EL Sojasauce, Jodsalz

Zubereitungszeit: etwa 25 Minuten

- Mangold putzen, waschen und in Streifen schneiden. Frühlingszwiebeln putzen, waschen und schräg in Ringe schneiden. Brokkoli in Röschen teilen und waschen.
- Paprika waschen, halbieren, von Stiel, Kernen und weißen Innenstegen befreien. Fruchtfleisch in grobe Stücke schneiden. Zuckererbsen putzen, waschen und schräg in Stücke schneiden.
- Knoblauch abziehen, Ingwer schälen. Beides fein hacken.
- Das Öl in einer beschichteten Pfanne erhitzen und Ingwer und Knoblauch darin andünsten. Brokkoliröschen und Frühlingszwiebeln zugeben und unter Rühren 3 Minuten garen.
- Das restliche Gemüse in die Pfanne geben und alles weitere 2 Minuten garen. Sojasauce zum Gemüse geben, eventuell mit Salz abschmecken und die Chinapfanne heiß servieren.

Tipp

Zum Pfannengemüse passt Vollkornreis ganz hervorragend. Garen Sie dazu für vier Personen 150 Gramm Vollkornreis etwa 25 Minuten (Packungsanweisung beachten) in $^{1}/_{2}$ l Salzwasser oder (noch aromatischer!) Gemüsebrühe.

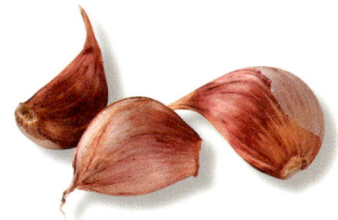

Gefüllte Artischocken (Neutral)

1 Portion enthält:
1551,9 Kilojoule
369,5 Kilokalorien

Zutaten für 4 Portionen:
4 Artischocken, $1^1/_2$ Zitronen, Jodsalz,
2 Knoblauchzehen, 1 kleine grüne Peperoni,
250 g Ziegenfrischkäse, 5 EL Olivenöl

Zubereitungszeit: etwa 60 Minuten

- Stiele und Blattspitzen der Artischocken abschneiden. Artischocken mit dem Saft von 1 Zitrone in Salzwasser 30 bis 40 Minuten kochen.
- Knoblauchzehen abziehen, Peperoni in feine Ringe schneiden.
- Ziegenfrischkäse mit der Gabel in einer Schüssel zerdrücken. Knoblauch dazupressen. Saft der halben Zitrone, Peperoniringe und 4 EL Olivenöl dazugeben und alles zu einer cremigen Masse verrühren.
- Artischocken aus dem Wasser heben, abtropfen lassen, längs halbieren und die innersten Blätter sowie das Heu entfernen.
- Die Artischocken mit der Käsecreme füllen. Eine ofenfeste Form mit dem restlichen Öl auspinseln und die Artischocken im vorgeheizten Backofen bei 200 °C etwa 20 Minuten gratinieren.

Kohlrabi mit Basilikumsauce (Neutral)

1 Portion enthält:
1652,3 Kilojoule
393,4 Kilokalorien

Zutaten für 4 Portionen:
750 g Kohlrabi, Jodsalz, 4 Knoblauchzehen, 1 Bund Basilikum, 75 g Walnüsse, 100 ml Olivenöl

Zubereitungszeit: etwa 30 Minuten

- Kohlrabi schälen, waschen und in fingerdicke Stifte schneiden. In Salzwasser etwa 10 Minuten bissfest garen.
- Die Knoblauchzehen abziehen und mit Basilikum und Walnüssen im Mixer pürieren. Nach und nach das Öl zugeben; leicht salzen.
- Kohlrabi abgießen, mit der Sauce vermischen und sofort servieren.

BLUTGRUPPE O

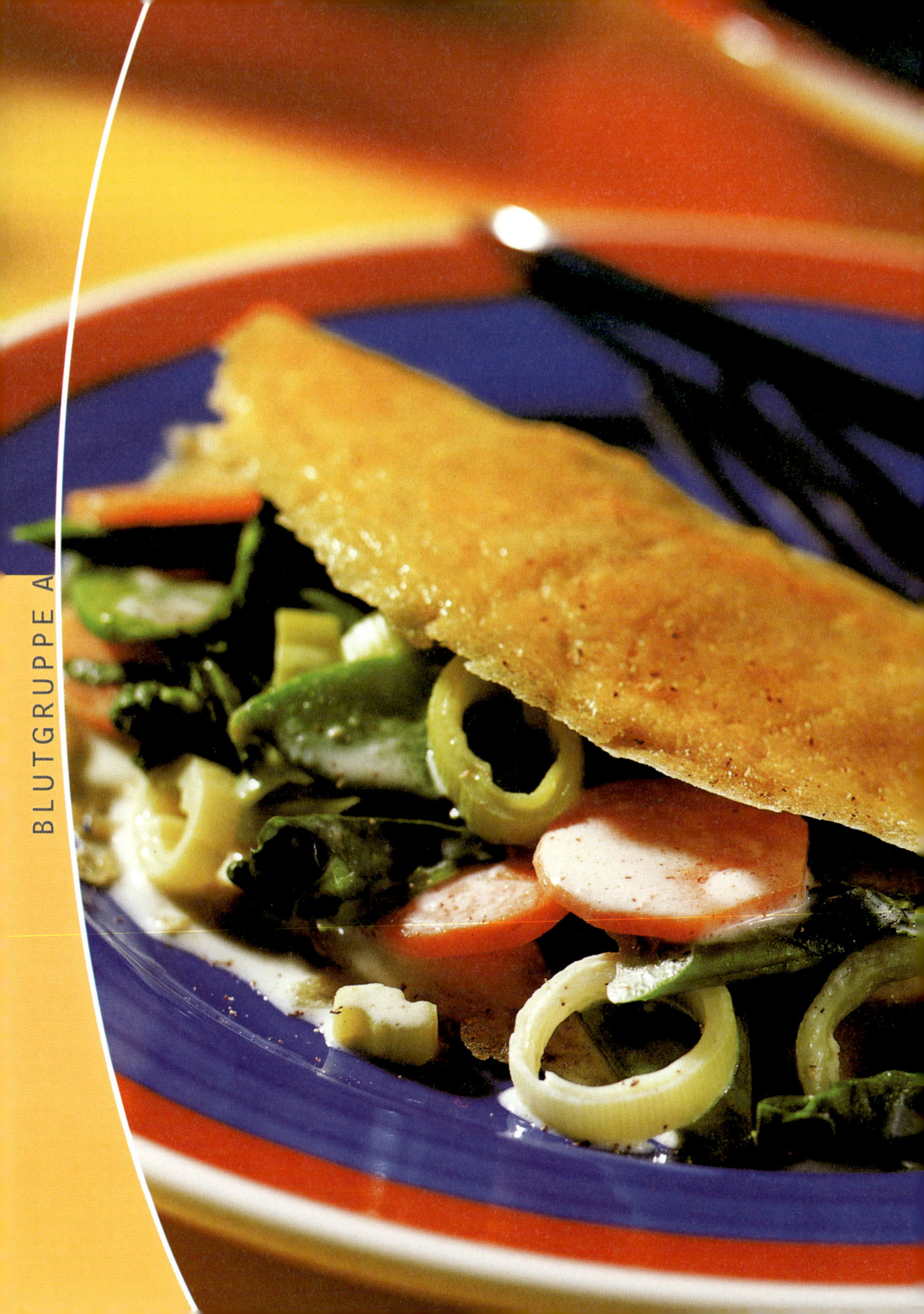

Rezepte für
Blutgruppe A

Menschen mit Blutgruppe A sind besonders häufig Vegetarier. Vielleicht wäre diese Ernährungsform ja auch für Sie genau das Richtige. Die folgenden Gerichte – mit und ohne Fleisch – sind genau auf Ihre Blutgruppe abgestimmt.

Rezept auf Seite 46

Frühstück

Heidelbeerjogurt (Neutral)

1 Portion enthält:
564,1 Kilojoule
134,3 Kilokalorien

Zutaten für 1 Portion:
100 g Heidelbeeren, 200 g Jogurt

Zubereitungszeit: etwa 5 Minuten

■ Die Heidelbeeren waschen. Die Hälfte mit einer Gabel zerdrücken und mit dem Jogurt vermengen. Restliche Beeren unterrühren.

Grapefruit mit Vollrohrzucker (Kohlenhydrate)

1 Portion enthält:
773,7 Kilojoule
184,2 Kilokalorien

Zutaten für 2 Portionen:
1 rosa Grapefruit, 1 EL Vollrohrzucker

Zubereitungszeit: etwa 5 Minuten

■ Die Grapefruit halbieren, mit Zucker bestreuen und auslöffeln.

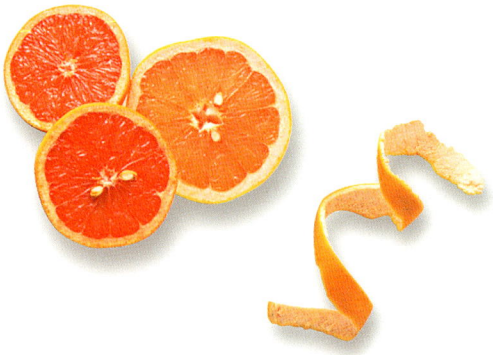

Obstsalat mit Vanillejogurt (Neutral)

1 Portion enthält:
797,6 Kilojoule
189,9 Kilokalorien

Zutaten für 1 Portion:
100 g Erdbeeren, 100 g Wassermelone,
1 Kiwi, 1 Vanilleschote, 200 g Jogurt

Zubereitungszeit: etwa 20 Minuten

- Erdbeeren putzen und je nach Größe halbieren oder vierteln. Die Melone von Kernen befreien und das Fruchtfleisch würfeln. Kiwi schälen und in Scheiben schneiden.
- Vanilleschote auskratzen, das Mark in den Jogurt rühren. Vanillejogurt 10 Minuten ziehen lassen, über das Obst geben und servieren.

Tipp

Achten Sie darauf, dass Sie für den Obstsalat nur reife Früchte verwenden – sonst wird er zu sauer.

Roggenbrot mit Erdnussbutter und Gelee (Kohlenhydrate)

1 Portion enthält:
1415,0 Kilojoule
336,9 Kilokalorien

Zutaten für 1 Portion:
2 Scheiben Roggenbrot, 1 EL Erdnussbutter, 1 TL Johannisbeergelee,
1 Stange Sellerie

Zubereitungszeit: etwa 20 Minuten

- Das Roggenbrot zuerst gleichmäßig mit Erdnussbutter, dann mit Gelee bestreichen. Sellerie waschen und dazu essen.

Tipp

Erdnussbutter mit Gelee und Sellerie ist in den USA seit Jahrzehnten ein echter Frühstücksklassiker. Wer keinen Sellerie mag, kann auch ein Stück frisches Obst zum Brot essen.

BLUTGRUPPE A

Vorspeisen und Snacks

Eichblattsalat mit Austernpilzen (Neutral)

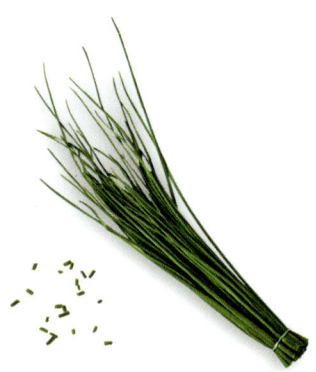

1 Portion enthält:
973,6 Kilojoule
231,8 Kilokalorien

Zutaten für 4 Portionen:
1 kleiner Eichblattsalat, 1 Zucchino,
1 Möhre, $^1/_2$ Bund Schnittlauch,
400 g Austernpilze, 6 EL Olivenöl,
Jodsalz, Piment, 3 TL Zitronensaft

Zubereitungszeit: etwa 30 Minuten, Foto rechts

- Den Salat putzen, waschen und trockenschleudern. Den Zucchino waschen, putzen und in dünne Scheiben schneiden. Die Möhre schälen und ebenfalls fein aufschneiden. Den Schnittlauch in Röllchen schneiden.
- Die Austernpilze unter kaltem Wasser abbrausen, sehr dicke, zähe Stiele entfernen. Große Pilze in mundgerechte Stücke schneiden.
- 2 EL Olivenöl in einer beschichteten Pfanne erhitzen und die Pilze darin anbraten. Mit Salz und Piment abschmecken.
- Aus dem restlichen Olivenöl, dem Zitronensaft und etwas Salz ein Dressing rühren. Den Salat und das Gemüse auf vier Teller verteilen und gleichmäßig mit Dressing beträufeln.
- Die warmen Austernpilze darauf anrichten und alles mit Schnittlauchröllchen bestreuen.

BLUTGRUPPE A

Kürbissuppe (Neutral)

1 Portion enthält:
2188,6 Kilojoule
521,1 Kilokalorien

Zutaten für 4 Portionen:
1 große Zwiebel, 1 kleiner Kürbis (1–2 kg),
3 EL Olivenöl, 1 l Gemüsebrühe, Jodsalz,
Piment, geriebene Muskatnuss,
100 g Kürbiskerne, 4 EL Kürbiskernöl

Zubereitungszeit: etwa 50 Minuten

- Die Zwiebel abziehen und grob würfeln. Den Kürbis schälen, Kerne herauskratzen und das Fruchtfleisch in kleine Stücke schneiden.
- Öl in einer Pfanne erhitzen, Zwiebel und Kürbis darin anschwitzen. Mit der Gemüsebrühe ablöschen und auf kleiner Flamme etwa 20 Minuten köcheln lassen.
- Suppe mit dem Passierstab cremig rühren und mit Salz, Piment und 1 kräftigen Prise Muskat feinwürzig abschmecken. Kürbiskerne in einer Pfanne ohne Fett rösten.
- Suppe auf vier Teller verteilen. Je 1 EL Kürbiskernöl auf die Suppe geben und mit Kürbiskernen bestreut servieren.

BLUTGRUPPE A

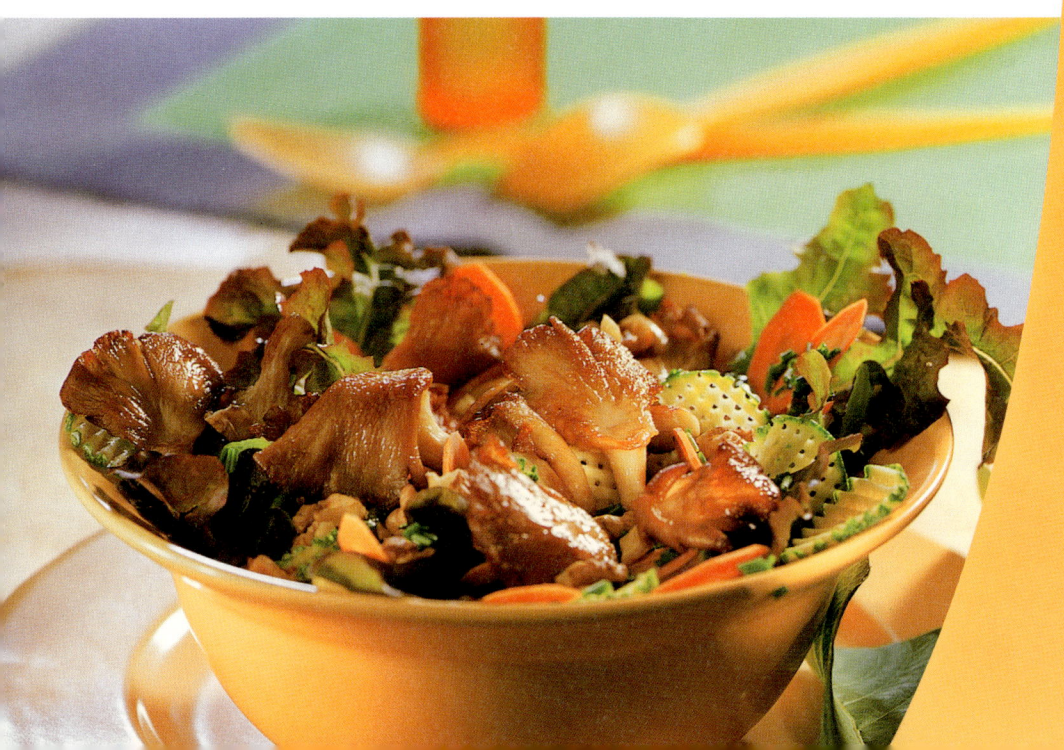

Omelett mit Lauch und Löwenzahn (Eiweiß)

1 Portion enthält:
1954,7 Kilojoule
465,4 Kilokalorien

Zutaten für 4 Portionen:
1 Stange Lauch, 3 Möhren, 150 g Löwenzahn, 100 g Zuckererbsen, Jodsalz,
6 EL Olivenöl, Piment, 8 Eier, 1 EL Senf

Zubereitungszeit: etwa 30 Minuten, Foto Seite 40

- Den Lauch putzen, waschen und in Ringe schneiden. Möhren schälen und in dünne Scheiben schneiden. Löwenzahn waschen und trocken-schleudern.
- Die Zuckererbsen putzen, waschen und in Stücke schneiden. 2 Minuten in Salzwasser garen und in Eiswasser abschrecken.
- 3 EL Öl in einer Pfanne erhitzen. Lauch und Möhren etwa 5 Minuten darin dünsten. Löwenzahn und Erbsen zugeben, mit Salz und Piment abschmecken und beiseite stellen.
- Eier mit Senf, etwas Wasser und 1 EL Öl verquirlen. Mit Salz und Piment abschmecken.
- Das restliche Öl portionsweise in einer beschichteten Pfanne erhitzen und nacheinander vier Omeletts backen. Das Gemüse jeweils auf einer Hälfte der Omeletts verteilen und diese zusammenklappen.

BLUTGRUPPE A

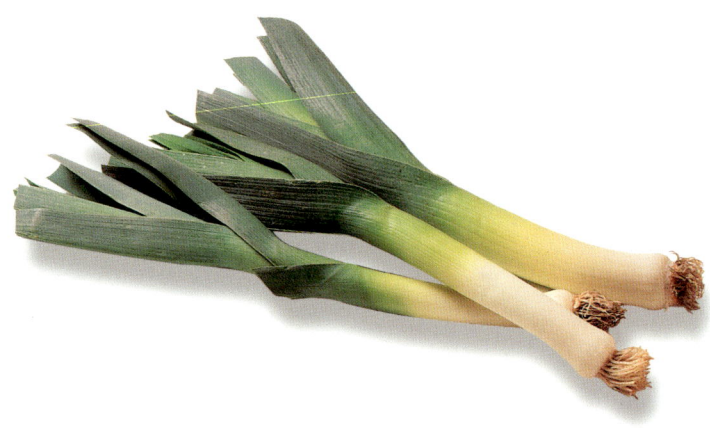

Linsensalat (Kohlenhydrate)

1 Portion enthält:
424,6 Kilojoule
101,1 Kilokalorien

Zutaten für 4 Portionen:

100 g Linsen (am besten Puy-Linsen),
$1/4$ l Gemüsebrühe, 1 säuerlicher Apfel,
2 Stangen Sellerie, $1/2$ Bund Petersilie,
1 EL Zitronensaft, 2 EL Olivenöl, Jodsalz

Zubereitungszeit: etwa 30 Minuten

- Die Linsen 15 bis 20 Minuten in der Gemüsebrühe garen; sie sollten noch »Biss« haben. Abgießen und beiseite stellen.
- Den Apfel waschen, vierteln und das Kerngehäuse entfernen. Fruchtfleisch fein würfeln. Sellerie waschen und quer in feine Streifen schneiden. Petersilie waschen, trockenschütteln und fein hacken.
- Aus Zitronensaft, Olivenöl und 1 Prise Salz ein Dressing rühren. Linsen mit Apfel, Sellerie, Petersilie und Dressing mischen und servieren.

Zwiebelcurry (Neutral)

1 Portion enthält:
440,6 Kilojoule
104,9 Kilokalorien

Zutaten für 4 Portionen:

4 Zwiebeln, 2 EL Olivenöl, 2 EL Curry,
100 ml Gemüsebrühe, Jodsalz

Zubereitungszeit: etwa 30 Minuten

- Zwiebeln abziehen, vierteln und in feine Scheiben schneiden.
- Öl in einem Topf erhitzen und die Zwiebeln darin anschwitzen. Curry zugeben und unter Rühren etwa 1 Minute anschwitzen.
- Mit etwas Brühe ablöschen, Deckel aufsetzen und bei schwacher Hitze etwa 15 Minuten garen. Von Zeit zu Zeit umrühren, eventuell weitere Brühe aufgießen. Nach Geschmack mit Salz abschmecken und warm servieren.

Tipp

Das Zwiebelcurry schmeckt sehr gut zu Brot oder Ziegenkäse.

BLUTGRUPPE A

Köstliche Hauptgerichte

Tofu mit Gemüse (Eiweiß)

1 Portion enthält:
821,9 Kilojoule
195,7 Kilokalorien

Zutaten für 4 Portionen:
100 g Pak-choi, $^1/_2$ Bund Frühlingszwiebeln, 100 g Brokkoli, 100 g grüner Spargel, 100 g Möhren, 500 g Tofu, 2 Knoblauchzehen, 3 cm frischer Ingwer, 50 g Alfalfasprossen, 2 EL Olivenöl, 100 ml Gemüsebrühe, 1 EL Sojasauce, Jodsalz

Zubereitungszeit: etwa 25 Minuten

- Pak-choi putzen, waschen und in Streifen schneiden. Frühlingszwiebeln putzen, waschen und schräg in Ringe schneiden. Brokkoli in Röschen teilen und waschen.
- Die untere Hälfte der Spargelstangen schälen, die Enden abschneiden. Spargel waschen und in 5 cm lange Stücke schneiden. Möhren schälen, waschen und mit dem Sparschäler längs in hauchdünne Streifen schneiden. Den Tofu würfeln.
- Knoblauch abziehen, Ingwer schälen. Beides fein hacken. Die Alfalfasprossen mit kaltem Wasser gründlich waschen, gut abtropfen lassen und verlesen.
- Das Öl in einer beschichteten Pfanne erhitzen und Ingwer und Knoblauch kurz darin andünsten. Brokkoliröschen, Frühlingszwiebeln und Spargelstangen zugeben und mit Gemüsebrühe aufgießen. Alles etwa 3 Minuten garen.
- Das restliche Gemüse, den Tofu und die Sprossen in die Pfanne geben und kurz mitgaren. Sojasauce zugeben, eventuell mit 1 Prise Salz abschmecken und heiß servieren.

Tipp

Stellen Sie zu diesem Gericht für jeden Gast ein kleines Schälchen mit Sojasauce bereit, in die er die Tofuwürfel eintauchen kann.

BLUTGRUPPE A

Shabushabu (Eiweiß)

1 Portion enthält:
1379,7 Kilojoule
328,5 Kilokalorien

Zutaten für 4 Portionen:
1 kg gemischtes Gemüse (z. B. Chinakohl,
Mangold, Staudensellerie, Blumenkohl,
Zucchini, Brokkoli, Fenchel, Möhren,
Lauch, Frühlingszwiebeln, Austernpilze),
400 g Puten- oder Hühnerbrust,
300 g Tofu, 2 l Gemüsebrühe, Sojasauce

Zubereitungszeit: etwa 45 Minuten

- Das Gemüse putzen, waschen, in mundgerechte Stücke schneiden und getrennt in Schälchen anrichten. Feste Gemüse wie Blumenkohl, Brokkoli, Fenchel oder Möhren eventuell vorgaren.
- Fleisch in dünne Streifen, Tofu in nicht zu kleine Würfel schneiden. Beides in mehreren Schälchen anrichten.
- Die Gemüsebrühe aufkochen und mit 1 EL Sojasauce würzen. Die Brühe in einen Fonduetopf gießen und auf ein Rechaud stellen. Die Brühe muss darauf weiterköcheln.
- Jeder Gast füllt nach Geschmack ein kleines Sieb (aus dem Asia-shop) mit Fleisch, Gemüse oder Tofu und taucht es in die heiße Brühe. Gemüse und Tofu etwa 2 Minuten garen. Das Fleisch benötigt nur etwa 1 Minute. Nach Belieben in Sojasauce dippen.

BLUTGRUPPE A

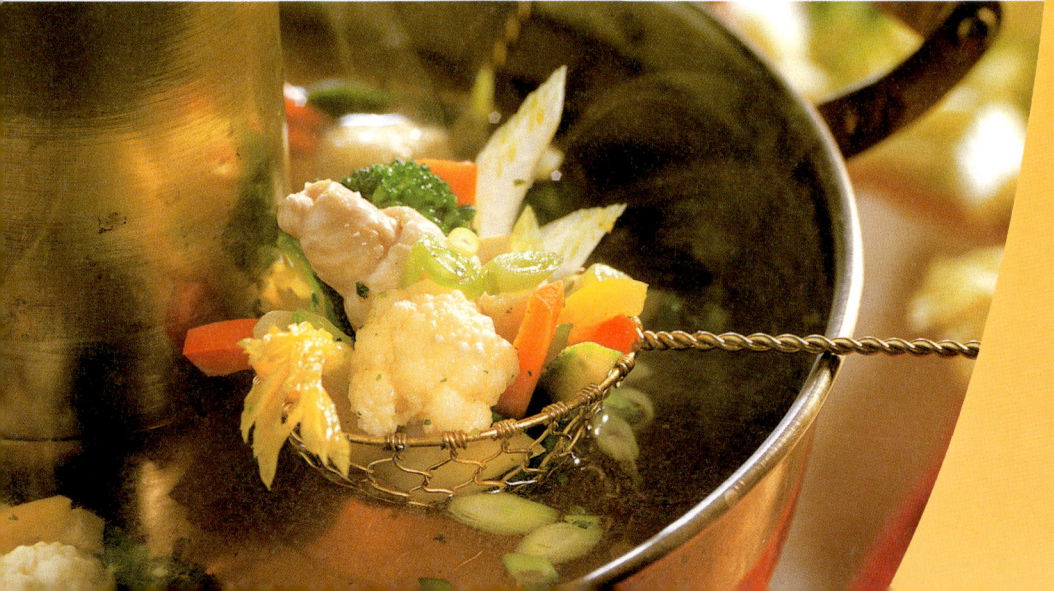

Leipziger Allerlei (Neutral)

1 Portion enthält:
979,4 Kilojoule
233,2 Kilokalorien

Zutaten für 4 Portionen:
200 g Sellerie, 200 g Möhren, 200 g weiße Rüben, 200 g Blumenkohl, 200 g frische Erbsen, 200 g Zwiebeln, Jodsalz, 1 Bund Petersilie, 4 EL Olivenöl, Piment

Zubereitungszeit: etwa 90 Minuten

- Sellerie, Möhren und weiße Rüben schälen, waschen und in Stücke schneiden. Blumenkohl in Röschen teilen und waschen. Erbsen pulen. Zwiebeln abziehen und fein hacken.
- Gemüse – bis auf die Zwiebeln – separat in Salzwasser garen und warm stellen. Petersilie waschen, trockenschütteln und fein hacken.
- Öl in einer großen Pfanne erhitzen und die Zwiebeln darin anschwitzen. Sellerie, Möhren und weiße Rüben zugeben und bei geringer Hitze mitbraten. Mit Salz und Piment würzen.
- Alle Gemüse dekorativ auf einer Platte anrichten. Mit Petersilie bestreut servieren.

Wirsingtäschchen (Kohlenhydrate)

1 Portion enthält:
1164,7 Kilojoule
277,3 Kilokalorien

Zutaten für 4 Portionen:
125 g Reis, Jodsalz, 1 Möhre, 1 Zwiebel, 3 EL Olivenöl, 2 EL Vollkornsemmelbrösel, 1 EL gehackte Kräuter, geriebene Muskatnuss, 8 Wirsingblätter, 100 ml Gemüsebrühe

Zubereitungszeit: etwa 45 Minuten

- Den Reis in $1/4$ l Salzwasser kochen und abkühlen lassen. Die Möhre schälen, waschen und fein reiben. Die Zwiebel abziehen, fein würfeln und in 1 EL Öl anschwitzen.

- Reis mit Semmelbrösel, Kräutern, geriebener Möhre und Zwiebelwürfelchen vermischen. Mit Salz und Muskat abschmecken.
- Wirsingblätter in Salzwasser blanchieren und in Eiswasser abschrecken. Die Reismasse auf den Wirsingblättern verteilen und diese zu kleinen Beuteln formen. Mit einem Stück Küchengarn vorsichtig zusammenbinden.
- Das restliche Öl in einer Pfanne erhitzen und die Wirsingtäschchen bei mittlerer Hitze langsam anbraten. Die Hälfte der Brühe aufgießen, Deckel aufsetzen und bei reduzierter Hitze 30 Minuten schmoren lassen; eventuell weitere Brühe nachgießen.

Rohe Frühlingsrollen (Kohlenhydrate)

1 Portion enthält:
382,2 Kilojoule
91 Kilokalorien

Zutaten für 4 Portionen:
30 g Reisnudeln, 150 g Möhren,
150 g Zuckererbsen, 100 g Brokkoli, Jodsalz, 2 EL Koriandergrün, 100 g Alfalfasprossen, 12 Reisblätter, Sojasauce

Zubereitungszeit: etwa 45 Minuten

- Reisnudeln 1 Minute in heißem Wasser einweichen; abgießen und abtropfen lassen. Möhren schälen, waschen und fein raspeln. Zuckererbsen waschen und hacken.
- Brokkoli in kleine Röschen teilen (eventuell vierteln), waschen und in etwas Salzwasser blanchieren. Koriandergrün waschen, trockenschütteln und fein hacken. Die Sprossen mit kaltem Wasser gründlich waschen, abtropfen lassen und verlesen.
- Die Nudeln klein schneiden und mit dem Gemüse, den Sprossen und dem Koriandergrün vermischen.
- 1 Reisblatt in warmes Wasser einlegen, bis es weich und geschmeidig ist. Auf die Arbeitsfläche legen und 2 EL Gemüsemischung darauf geben. Erst die Seiten hochschlagen, dann von einer Schmalseite aus zu einem festen Päckchen aufrollen. 11 weitere Frühlingsrollen bereiten. Mit der Sojasauce servieren.

Tortillas mit Guacamole (Kohlenhydrate)

1 Portion enthält:
2043,3 Kilojoule
486,5 Kilokalorien

Zutaten für 4 Portionen:
2 reife Avocados, 2 rote Zwiebeln,
2 Knoblauchzehen, 3 TL Zitronensaft,
Jodsalz, Piment, 80 g Maismehl,
80 g Weizenmehl

Zubereitungszeit: etwa 45 Minuten

■ Avocados halbieren, den Stein auslösen, das Fruchtfleisch herauslösen und mit einer Gabel zerdrücken. Zwiebeln und Knoblauch abziehen, sehr fein würfeln und zum Püree geben. Mit Zitronensaft, Salz und Piment würzig abschmecken.

■ Mais- und Weizenmehl sowie 1 kräftige Prise Salz vermischen. Löffelweise Wasser zugeben und den Teig so lange kneten, bis er geschmeidig ist und nicht mehr an den Fingern klebt.

■ Den Teig in 4 Stücke teilen. Jede Portion zu einer Kugel formen und zwischen 2 Lagen Backpapier etwa 2 Millimeter dick ausrollen.

■ Eine beschichtete Pfanne erhitzen. Das obere Backpapier von einer Tortilla abziehen und mitsamt dem anderen Backpapier in die Pfanne geben (Backpapier nach oben).

■ Sobald die Tortilla etwas getrocknet ist, das Papier vorsichtig abziehen. Nach etwa 2 Minuten die Tortilla wenden und von der zweiten Seite 1 Minute backen.

■ Die fertige Tortilla zum Warmhalten in Alufolie einschlagen. Die restlichen Tortillas backen und zu der ersten in die Alufolie wickeln. Die Tortillas jeweils zur Hälfte mit Avocadopaste bestreichen und zusammenklappen.

BLUTGRUPPE A

Artischocken mit Knoblauchdip (Neutral)

1 Portion enthält:
1124,34 Kilojoule
267,7 Kilokalorien

Zutaten für 4 Portionen:
4 große Artischocken, $1^1/_2$ Zitronen, Jodsalz, 6 EL Olivenöl, 2 Knoblauchzehen, 200 g Jogurt

Zubereitungszeit: etwa 50 Minuten

- Die harten Blattspitzen und die Stiele der Artischocken gerade abschneiden.
- Die halbe Zitrone in Scheiben schneiden. Die Zitronenscheiben auf die oberen Schnittstellen der Artischocken legen und mit Küchengarn festbinden (wie ein Päckchen verschnüren).
- In einem großen Topf Wasser zum Kochen bringen. Den Saft von $1/_2$ Zitrone, 1 gute Prise Salz, 2 EL Olivenöl und die Artischocken ins Wasser geben. Etwa 40 Minuten kochen, bis sich die dicken äußeren Blätter leicht abzupfen lassen.
- Den Knoblauch abziehen und in den Jogurt pressen, restliches Öl zugeben und alles cremig rühren. Mit Salz und dem Saft der letzten Zitronenhälfte abschmecken.
- Den Knoblauchdip in vier Schälchen verteilen und mit den Artischocken servieren.

BLUTGRUPPE A

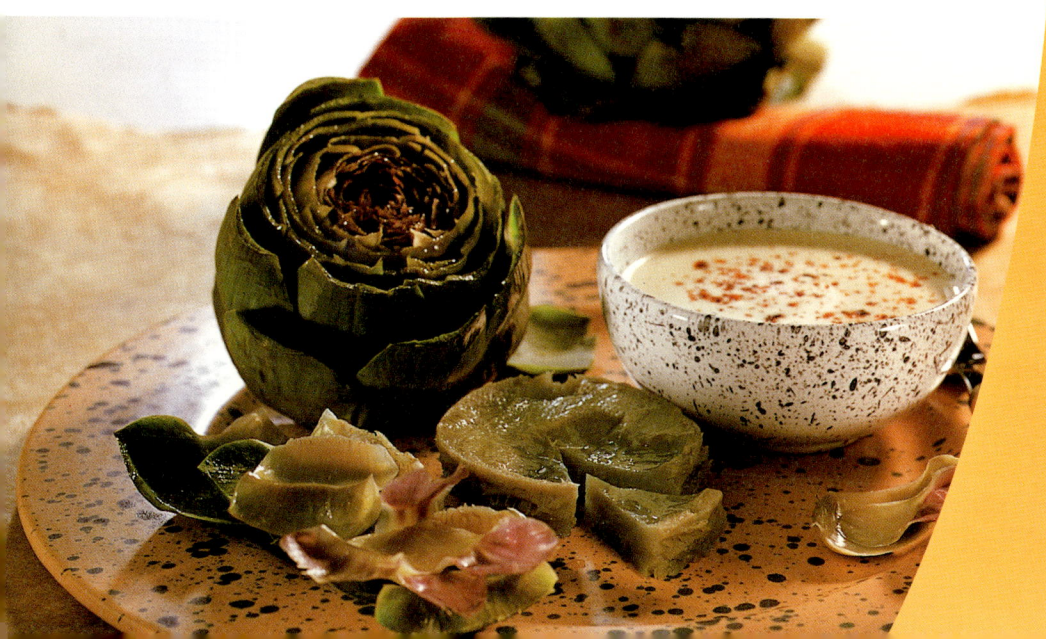

Steckrübeneintopf (Neutral)

1 Portion enthält:
866,9 Kilojoule
206,4 Kilokalorien

Zutaten für 4 Portionen:

1 kg Steckrüben, 1 Sellerieknolle, 2 Möhren, 1 Stange Lauch, 1 große Zwiebel, 2 EL Olivenöl, Jodsalz, Piment, $^1/_2$ l Gemüsebrühe, 2 Zweige Thymian, $^1/_2$ Bund Petersilie

Zubereitungszeit: etwa 50 Minuten

- Steckrüben, Sellerie und Möhren schälen, waschen und würfeln. Lauch putzen, waschen und in feine Ringe schneiden. Zwiebel abziehen und grob hacken.
- Öl in einer Pfanne erhitzen und das Gemüse darin andünsten. Mit Salz und Piment würzen und die Brühe angießen. Thymian zugeben und bei geschlossenem Deckel etwa 30 Minuten köcheln lassen.
- Petersilie waschen, trockenschütteln und fein hacken. Gemüse abgießen, in einer Schüssel anrichten und mit Petersilie bestreuen. Heiß servieren.

Tipp

Der Steckrübeneintopf eignet sich sehr gut als Beilage zu Fleischgerichten. Halbieren Sie dann jedoch die angegebenen Zutatenmengen.

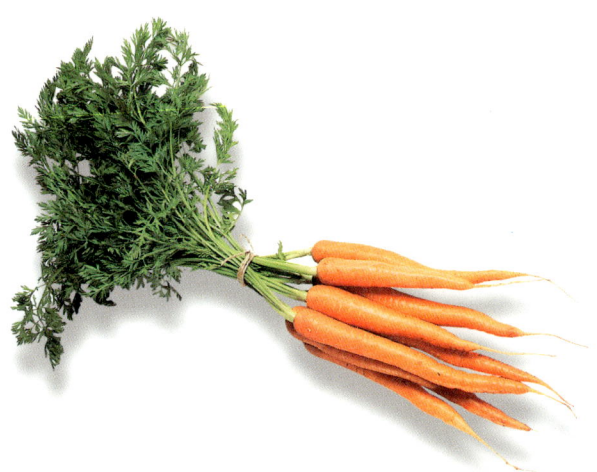

Putenmedaillons mit Brokkoli (Eiweiß)

1 Portion enthält:
1197,8 Kilojoule
285,2 Kilokalorien

Zutaten für 4 Portionen:
800 g Brokkoli, Jodsalz, 500 g Putenbrust,
2 EL Olivenöl, Piment, Weißwein,
2 EL geröstete Mandelplättchen

Zubereitungszeit: etwa 30 Minuten

- Brokkoli in Röschen teilen und blanchieren. Warm stellen.
- Die Putenbrust in Medaillons schneiden. Das Fleisch bei mäßiger Hitze im Öl braten. Mit Salz und Piment würzen.
- Die Medaillons aus der Pfanne nehmen und warm stellen. Den Bratensatz mit Weißwein ablöschen und etwas reduzieren.
- Fleisch und Gemüse auf vorgewärmten Tellern anrichten und mit Sauce beträufeln. Brokkoli mit den Mandelplättchen bestreuen.

Polenta mit Kirschen (Kohlenhydrate)

1 Portion enthält:
1405,3 Kilojoule
334,6 Kilokalorien

Zutaten für 4 Portionen:
250 g Polenta, Jodsalz, 500 g Sauer-
kirschen (aus dem Glas), 2 Gewürznelken,
1 TL Speisestärke, Vollrohrzucker

Zubereitungszeit: etwa 35 Minuten

- $^3/_4$ l Wasser aufkochen und die Polenta nach und nach einrühren. Unter ständigem Rühren 5 Minuten kochen lassen. 1 Prise Salz zugeben. Eine rechteckige Form mit kaltem Wasser ausspülen, die Masse einfüllen und abkühlen lassen.
- Kirschen in einem Topf mit etwas Saft aufkochen. Gewürznelken zugeben und unter Rühren 2 bis 3 Minuten köcheln lassen.
- Die Speisestärke in etwas Wasser anrühren und nach und nach zu den Kirschen geben, bis die Sauce leicht andickt.
- Die Polenta in Scheiben schneiden, mit Vollrohrzucker bestreuen und mit warmer oder kalter Kirschsauce servieren.

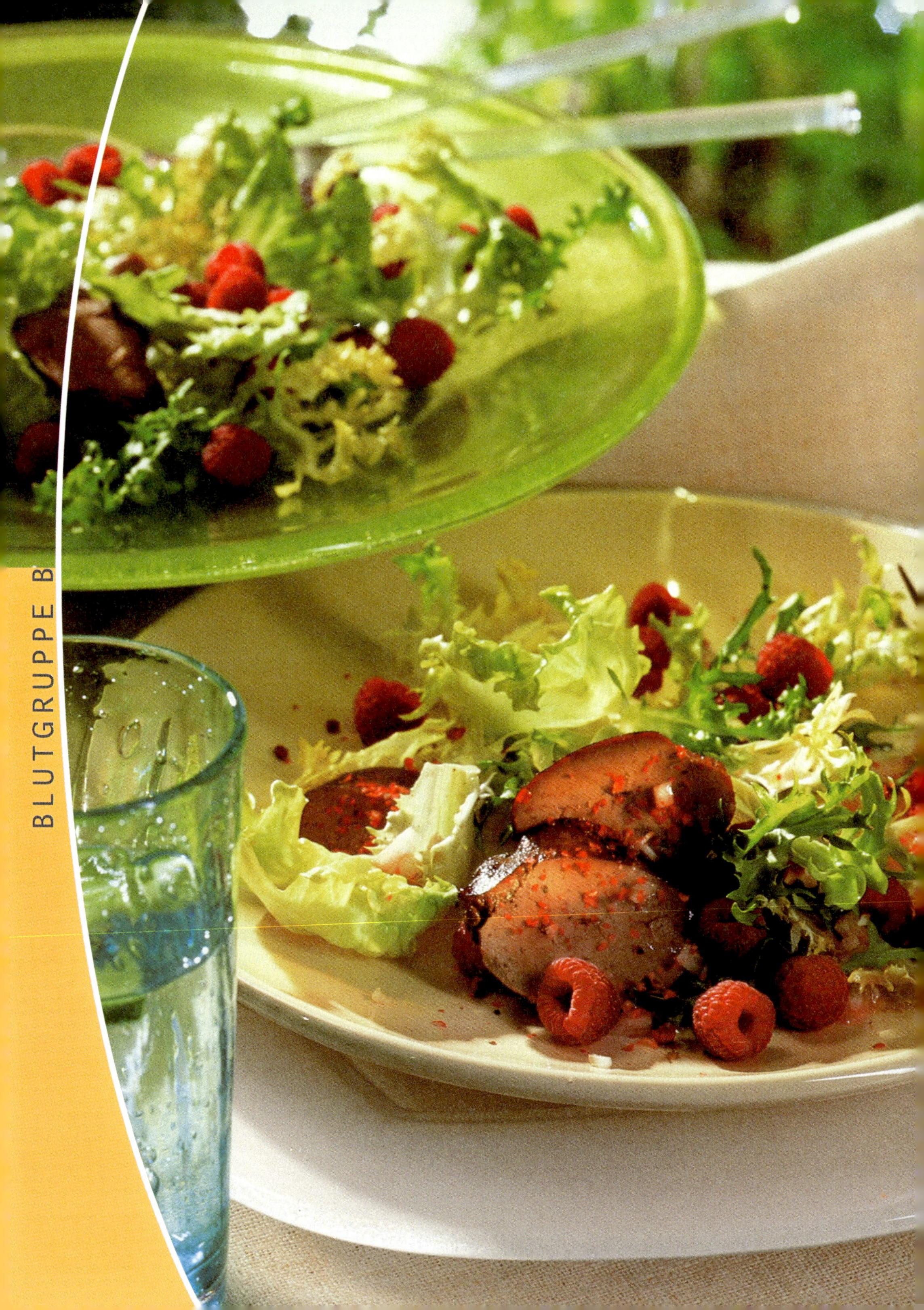

Rezepte für
Blutgruppe B

Der Bluttyp B kann aus einem besonders abwechslungsreichen Nahrungsangebot schöpfen. Denn dank seines robusten Verdauungssystems verträgt er besonders viele Lebensmittel.

Rezept auf Seite 62

BLUTGRUPPE B

Frühstück

Ananasomelett (Eiweiß)

1 Portion enthält:
1226,4 Kilojoule
292,0 Kilokalorien

Zutaten für 1 Portion:
1 Scheibe Ananas (aus der Dose), 2 Eier ,
2 EL Milch, Jodsalz, 1 TL Butter

Zubereitungszeit: etwa 10 Minuten

- Ananasscheibe in Stücke schneiden. Eier trennen. Eigelb und Milch mit 1 Prise Salz verrühren. Eiweiß zu festem Schnee schlagen und unter die Eigelbmasse heben.
- Butter in einer beschichteten Pfanne zerlassen, Eimasse zugeben. Ananasstücke darauf verteilen. Bei geringer Hitze backen, bis die Eimasse an der Oberseite zu stocken beginnt. Das Omelett wenden und fertig backen.

Käsefrühstück mit Obst und Rohkost (Neutral)

1 Portion enthält:
1807,7 Kilojoule
460,4 Kilokalorien

Zutaten für 1 Portion:
je $1/2$ rote, gelbe und grüne Paprika,
1 Birne, $1/2$ Zitrone, 50 g Ziegenrolle,
50 g Schafskäse

Zubereitungszeit: etwa 15 Minuten

- Paprika waschen, von Stielen, Kernen und weißen Innenstegen befreien. Fruchtfleisch in Streifen schneiden.
- Birne waschen und vierteln. Die Kerngehäuse entfernen und das Fruchtfleisch in Streifen schneiden; mit Zitronensaft beträufeln.
- Den Käse auf einen feuerfesten Teller legen und kurz unter den Grill schieben. Wenn er Blasen wirft und bräunt, sofort herausnehmen und mit Birne und Paprika anrichten.

Apfelmüsli (Kohlenhydrate)

1 Portion enthält:
2159,6 Kilojoule
514,2 Kilokalorien

Zutaten für 1 Portion:
120 g gemischte Getreideflocken (Hafer, Dinkel, Hirse), 1 kleiner Apfel, 1 TL Honig

Zubereitungszeit: etwa 10 Minuten

- Getreideflocken mit 100 ml lauwarmem Wasser ansetzen und 10 Minuten quellen lassen.
- Den Apfel waschen, schälen und vierteln. Das Kerngehäuse entfernen und das Fruchtfleisch fein reiben.
- Den geriebenen Apfel mit den weichen Getreideflocken vermischen und mit Honig süßen.

Papaya-Power-Drink (Neutral)

1 Portion enthält:
599,3 Kilojoule
142,7 Kilokalorien

Zutaten für 1 Portion:
$1/2$ Papaya, 5 Weintrauben, 1 Scheibe Ananas (aus der Dose), Saft von $1/2$ Zitrone

Zubereitungszeit: etwa 5 Minuten

- Papaya von Kernen befreien und schälen. Das Fruchtfleisch würfeln. Trauben waschen, halbieren und die Kerne mit einer Messerspitze entfernen. Ananas in Stücke schneiden.
- Das Obst in den Mixer geben und pürieren. Mit Zitronensaft abschmecken. 2 Eiswürfel in ein hohes Glas geben und mit dem Papaya-Power-Drink auffüllen.

Tipp

Aus den gleichen Zutaten lässt sich auch ein leckerer Obstsalat herstellen. Schmeckt wie der Papaya-Power-Drink im Sommer besonders gut gekühlt.

BLUTGRUPPE B

Vorspeisen und Snacks

Fenchel mit Orangensauce (Kohlenhydrate)

1 Portion enthält:
431,8 Kilojoule
102,8 Kilokalorien

Zutaten für 4 Portionen:
2 Fenchelknollen, Jodsalz, 2 EL Butter,
2 EL Weizenmehl, 100 ml Orangensaft,
2 EL gehackte Petersilie

Zubereitungszeit: etwa 15 Minuten

- Fenchel putzen, waschen und vierteln. Salzwasser zum Kochen bringen und den Fenchel darin etwa 10 Minuten garen.
- Die Butter in einer Pfanne erhitzen. Das Mehl einrühren. Unter ständigem Rühren mit Orangensaft aufgießen und die Sauce eindicken.
- Fenchel abgießen, gut abtropfen lassen und in die Sauce geben. Alles durchmischen und mit Petersilie bestreut servieren.

Ananas mit Chili (Neutral)

1 Portion enthält:
185,2 Kilojoule
44,1 Kilokalorien

Zutaten für 4 Portionen:
1 kleine Ananas, 1–2 Chilischoten

Zubereitungszeit: etwa 15 Minuten

- Die Ananas schälen und der Länge nach vierteln. Den Strunk herausschneiden und die Fruchtviertel in Stücke schneiden.
- Die Chilischoten halbieren, entkernen und sehr fein würfeln.
- Ananas in kleine Schüsseln geben und mit Chili bestreuen.

Tipp

Dieser kleine Snack kommt aus Mexiko. Ananas mit Chili ist besonders an heißen Tagen ein Genuss. Die Frucht erfrischt, und die Chili bringt den Stoffwechsel auf Trab.

Lachs mit Jogurtsauce (Eiweiß)

1 Portion enthält:
1669,9 Kilojoule
397,6 Kilokalorien

Zutaten für 4 Portionen:
200 g Zucchini, 400 g Lachsfilet, Saft von
1 Limette, Jodsalz, Piment, $1/2$ Bund Dill,
$1/2$ Bund Zitronenmelisse, 400 g Jogurt,
4 EL Majonäse, 1 EL Butter

Zubereitungszeit: etwa 25 Minuten

■ Die Zucchini putzen, waschen und der Länge nach in dünne Streifen
schneiden. Kurz in kochendem Wasser blanchieren und dann gründlich abtropfen lassen.

■ Fischfilets mit etwas Limettensaft beträufeln und in insgesamt
8 Streifen schneiden. Mit Salz und Piment würzen. Zu Schnecken
aufrollen und mit Zucchinistreifen umwickeln. Die Röllchen mit
einem Zahnstocher fixieren.

■ Kräuter fein hacken und mit Jogurt und Majonäse vermischen. Jogurtsauce mit Salz, Piment und Limettensaft abschmecken.

■ Die Butter in einer beschichteten Pfanne erhitzen. Fischfilets bei geschlossenem Deckel 6 bis 8 Minuten dünsten.

■ Fisch auf Tellern anrichten und mit Jogurtsauce servieren.

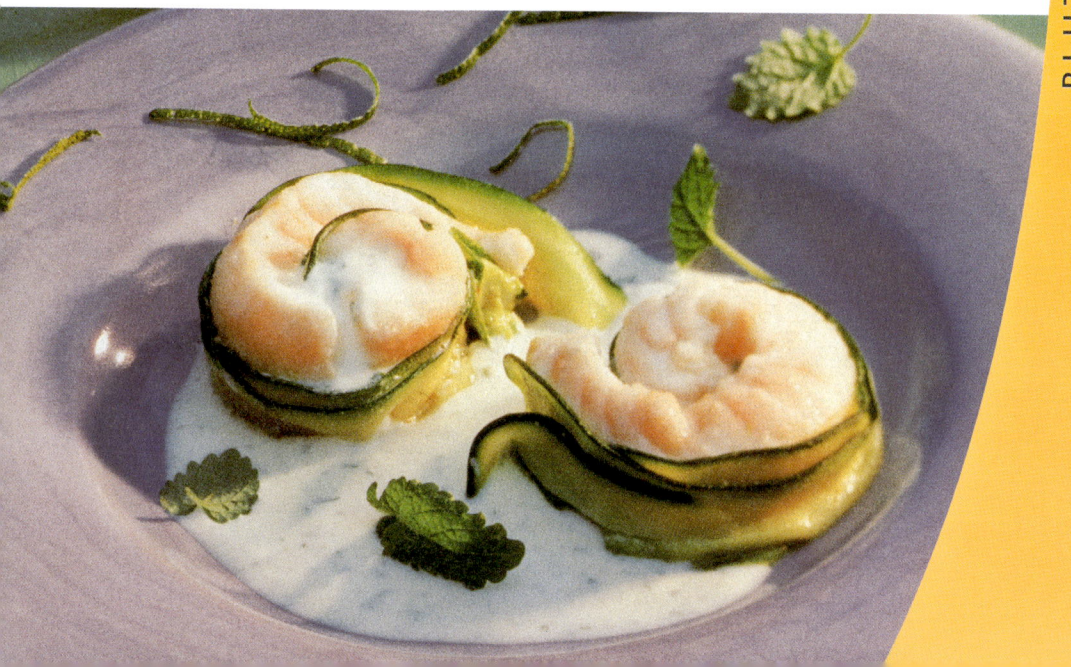

BLUTGRUPPE B

Gegrillte Paprika (Neutral)

1 Portion enthält:
657,3 Kilojoule
156,5 Kilokalorien

Zutaten für 4 Portionen:
4 große rote oder gelbe Paprikaschoten,
2 EL Balsamico-Essig, 3 EL Olivenöl,
Jodsalz, Piment, 1–2 Knoblauchzehen

Zubereitungszeit: etwa 90 Minuten

◾ Paprika waschen und abtrocknen. Im Backofen unter dem vorge- heizten Grill bräunen, bis die Haut Blasen wirft. Mehrmals wenden. Schoten herausnehmen und in ein nasses Küchenhandtuch wickeln. Abkühlen lassen.

◾ Sobald die Paprikaschoten erkaltet sind, die Haut abziehen. Dabei den heraustropfenden Saft auffangen.

◾ Paprika halbieren, Stielansatz, Kerne und Innenstege entfernen. Das Fruchtfleisch in etwa 1 cm breite Streifen schneiden und in eine Schüssel geben.

◾ Aus Essig, Öl, dem aufgefangenen Paprikasaft, Salz und Piment ein Dressing mischen. Knoblauch abziehen und in sehr dünne Scheiben schneiden.

◾ Dressing und Knoblauchscheiben zu den Paprika geben und alles gut miteinander vermischen. Mindestens 1 Stunde ziehen lassen.

Tipp

Paprika bekommt Menschen mit Blutgruppe B besonders gut. Essen Sie also zwischendurch viel Paprika als Rohkost. Wem das allein zu langweilig ist, kann sich einen schmackhaften Dip aus einem Becher Jogurt, einer gepressten Knoblauchzehe und etwas Salz bereiten.

BLUTGRUPPE B

Salat mit Putenleber und Himbeeren (Eiweiß)

1 Portion enthält:
2002,1 Kilojoule
476,7 Kilokalorien

Zutaten für 4 Portionen:

1 Kopfsalat, $^1/_2$ Friséesalat, 2 Schalotten, 8 EL Olivenöl, 6 EL Zitronensaft, 1 Prise Vollrohrzucker, 400 g Putenleber, Jodsalz, Piment, 200 g Himbeeren

Zubereitungszeit: etwa 40 Minuten, Foto Seite 56

■ Salate putzen, waschen und trockenschleudern. Große Blätter zerpflücken. Schalotten abziehen und sehr fein würfeln.

■ Aus 6 EL Öl, Zitronensaft, Schalottenwürfeln und Zucker ein Dressing rühren.

■ Das restliche Öl in einer beschichteten Pfanne erhitzen und die Leber darin braten. Sie sollte innen rosa bleiben. Erst jetzt mit Salz und Piment würzen.

■ Salat auf vier Teller verteilen, mit dem Dressing beträufeln. Die Leber in Scheiben schneiden und mit den Himbeeren auf dem Salat anrichten. Sofort servieren.

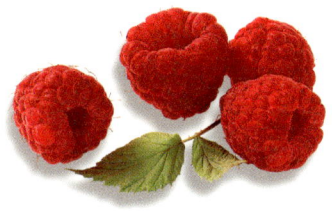

Köstliche Hauptgerichte

Gemüseschmorpfanne (Neutral)

Zutaten für 4 Portionen:
200 g weiße Rüben, 150 g Möhren,
200 g Sellerie, 200 g rote und grüne
Paprika, 150 g grüne Bohnen,
150 g Erbsen, 500 g Weißkohl,
1 Knoblauchzehe, $1/2$ Bund Petersilie,
4 EL Olivenöl, 100 ml Gemüsebrühe,
Jodsalz

Zubereitungszeit: etwa 60 Minuten

- Weiße Rüben, Möhren und Sellerie schälen, waschen und würfeln. Paprika waschen, halbieren und von Stielen, Kernen und weißen Innenstegen befreien. Fruchtfleisch würfeln.
- Bohnen putzen, waschen und in Stücke schneiden. Erbsen pulen. Den Weißkohl waschen und in feine Streifen schneiden.
- Knoblauchzehe abziehen und in feine Scheiben schneiden. Petersilie waschen, trockenschütteln und fein hacken.
- Das Öl in einer Pfanne erhitzen und Rüben und Möhren braun anbraten. Sellerie zugeben und 5 Minuten mitdünsten. Paprika, Kohl und Knoblauch zugeben und unterheben.
- Die Gemüsebrühe aufgießen, das Gemüse salzen und den Deckel aufsetzen. Weitere 10 Minuten dünsten. Auf Tellern anrichten und mit Petersilie bestreut servieren.

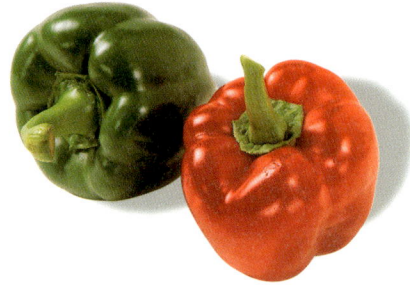

Knackiger Salat mit Shiitakepilzen (Neutral)

1 Portion enthält:
1184,8 Kilojoule
282,1 Kilokalorien

Zutaten für 4 Portionen:
je 1 rote und gelbe Paprika,
1 Eisbergsalat, 2 Frühlingszwiebeln,
1 Bund Schnittlauch, 4 EL Essig,
6 EL Olivenöl, Jodsalz, 400 g Shiitakepilze

Zubereitungszeit: etwa 30 Minuten

■ Die Paprika waschen und halbieren. Stiele, Kerne und weiße Innenstege entfernen. Das Fruchtfleisch in dünne Streifen schneiden.

■ Den Eisbergsalat zerpflücken, waschen und trockenschleudern.

■ Frühlingszwiebeln putzen und in Ringe schneiden. Den Schnittlauch waschen, in Röllchen schneiden. Aus Essig, 4 EL Öl und 1 Prise Salz ein Dressing rühren.

■ Die Pilze mit einem Küchenhandtuch abreiben, die Stiele abdrehen und die Pilzköpfe halbieren.

■ Das restliche Öl in einer beschichteten Pfanne erhitzen und die Shiitakepilze darin scharf anbraten; salzen.

■ Den Salat mit Dressing anmachen, auf Teller verteilen und mit warmen Pilzen servieren.

BLUTGRUPPE B

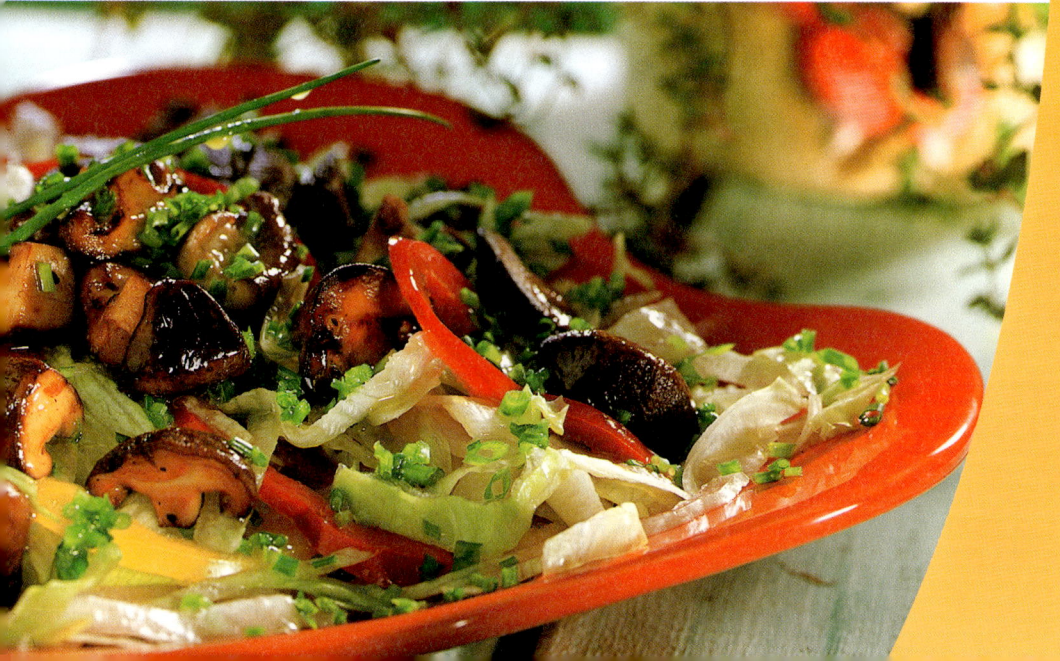

Borschtsch (Neutral)

1 Portion enthält:
1052,1 Kilojoule
250,5 Kilokalorien

Zutaten für 4 Portionen:
300 g Rote Bete, $1/2$ Sellerieknolle,
4 Möhren, $1/2$ Petersilienwurzel,
2 Zwiebeln, 1 Knoblauchzehe,
$1/4$ Weißkohl, 3 TL Olivenöl, Jodsalz,
Piment, $1/2$ Bund Petersilie,
150 g Sauerrahm

Zubereitungszeit: etwa 90 Minuten

- Rote Bete mit Gummihandschuhen schälen, waschen und in dünne Scheiben schneiden. Sellerie, Möhren und Petersilienwurzel schälen, waschen und würfeln.
- Zwiebeln und Knoblauch abziehen und fein hacken. Weißkohl waschen und in dünne Streifen schneiden.
- Olivenöl in einem Topf erhitzen, Sellerie, Möhren und Zwiebeln darin goldbraun anbraten. Das restliche Gemüse dazugeben, kurz mitbraten und 1 l Wasser aufgießen. Mit Salz und Piment würzen.
- Die Suppe aufkochen, Temperatur reduzieren und 30 Minuten köcheln lassen. Petersilie unter kaltem Wasser abbrausen, trockenschütteln und fein hacken.
- Die Suppe mit Salz und Piment abschmecken und auf Teller verteilen. Auf jede Portion einen dicken Klecks Sauerrahm setzen und mit Petersilie bestreut servieren.

Überbackener Weißkohl mit Kümmel (Neutral)

1 Portion enthält:
997,1 Kilojoule
237,4 Kilokalorien

Zutaten für 4 Portionen:
750 g Weißkohl, Jodsalz, 5 EL Butter,
1 TL Kümmel, 1 Mozzarella, Paprikapulver

Zubereitungszeit: etwa 20 Minuten

- Kohl waschen und in Streifen schneiden. In kochendem Salzwasser 5 bis 10 Minuten weich garen.
- Butter in einem Topf erhitzen. Den Kohl abgießen und mit dem Kümmel zur Butter geben. Kurz dünsten und mit Salz abschmecken.
- Kohl in eine feuerfeste Form geben und den Mozzarella in dünnen Scheiben darauf legen. In den vorgeheizten Backofen (200 °C) schieben und etwa 5 Minuten backen, bis der Käse bräunt. Mit Paprikapulver bestreut servieren.

Kartoffelpuffer mit Apfelmus (Kohlenhydrate)

1 Portion enthält:	Zutaten für 4 Portionen:
1645,1 Kilojoule 391,7 Kilokalorien	300 g säuerliche Äpfel, 1 EL Vollrohrzucker, 1 kg Kartoffeln, 2 Zwiebeln, 2 EL Mehl, Jodsalz, 4 EL Butterschmalz

Zubereitungszeit: etwa 60 Minuten

- Äpfel waschen, schälen und vierteln. Kerngehäuse entfernen und das Fruchtfleisch in kleine Stücke schneiden.
- 100 ml Wasser in einem Topf zum Kochen bringen und den Zucker einrühren. Apfelstücke zugeben und weich kochen.
- Kartoffeln schälen, waschen und mit der Gemüsereibe raspeln. Die geraspelten Kartoffeln gründlich ausdrücken.
- Die Zwiebel abziehen und fein würfeln. Mit Kartoffeln, Mehl und 1 Prise Salz vermengen.
- Etwas Schmalz in einer beschichteten Pfanne erhitzen. Für jeden Puffer 2 EL Kartoffelteig in die Pfanne geben und flach streichen. Bei niedriger Hitze von beiden Seiten knusprig braten; warm halten und die restlichen Puffer braten. Kartoffelpuffer auf einer Platte anrichten und mit Apfelmus servieren.

BLUTGRUPPE B

Lammkoteletts mit grünen Bohnen (Eiweiß)

1 Portion enthält:
2219,3 Kilojoule
528,4 Kilokalorien

Zutaten für 4 Portionen:

500 g grüne Bohnen, Jodsalz, 3 Knoblauchzehen, 4 große oder 8 kleine Lammkoteletts
(600 g), 2 EL Olivenöl, 1 EL Butter,
$1/_8$ l Fleischbrühe, 100 g Jogurt,
1 TL gehackter Thymian

Zubereitungszeit: etwa 30 Minuten

■ Die Bohnen putzen, waschen und in Salzwasser etwa 10 Minuten bissfest garen.

■ Währenddessen den Knoblauch abziehen. 2 Zehen halbieren und in Streifen schneiden. Die Koteletts mit den Knoblauchstreifen spicken und salzen.

■ Das Öl in einer Pfanne erhitzen und die Lammkoteletts darin von beiden Seiten braten. Herausnehmen und warm stellen.

■ Die Butter in einem Topf zerlassen. Die Bohnen abgießen und in der Butter schwenken. Die letzte Knoblauchzehe darüber pressen. Ebenfalls warm stellen.

■ Die Gemüsebrühe in die Pfanne geben, aufkochen lassen und mit dem Schneebesen den Jogurt einrühren. Thymian hineingeben und alles nochmals aufkochen lassen.

■ Koteletts mit Bohnen und Sauce auf Teller geben und heiß servieren.

Tipp

Lammkoteletts haben die unangenehme Eigenschaft, sich beim Braten stark zu verformen, sodass sie oft nicht gleichmäßig gebraten werden können. Die Verformung wird durch die zähe Haut am Fettrand verursacht. Schneiden Sie daher den Rand vor dem Braten mehrfach ein. Entfernen Sie ihn aber nicht ganz, da das Fleisch sonst an Aroma verliert.

Kalbsschnitzel mit Spinat und Limettenbutter (Eiweiß)

1 Portion enthält:
2310,4 Kilojoule
550,1 Kilokalorien

Zutaten für 4 Portionen:
2 Limetten, $1/2$ TL scharfer Senf, Jodsalz,
8 EL weiche Butter, 1 Zwiebel, 1 Knoblauchzehe, 500 g Spinat, roter Pfeffer,
4 Kalbsschnitzel, 2 EL Butterschmalz

Zubereitungszeit: etwa 30 Minuten

- 1 Limette auspressen, die zweite in dünne Scheiben schneiden. 2 EL Limettensaft mit Senf, 1 Prise Salz und 4 EL Butter verrühren.
- Zwiebel und Knoblauch abziehen und fein würfeln. Den Spinat von groben Stielen befreien, waschen und trockenschleudern.
- Die restliche Butter in einem Topf erhitzen. Zwiebel- und Knob-lauchwürfel darin glasig dünsten. Spinat zugeben und einfallen las-sen. Mit Salz und rotem Pfeffer würzen.
- Schnitzel flach klopfen. Butterschmalz in einer Pfanne erhitzen und die Schnitzel darin braten. Mit Salz und rotem Pfeffer würzen.
- Spinat auf vier Teller verteilen, Schnitzel dazugeben und mit Limet-tenbutter und -scheiben servieren.

BLUTGRUPPE B

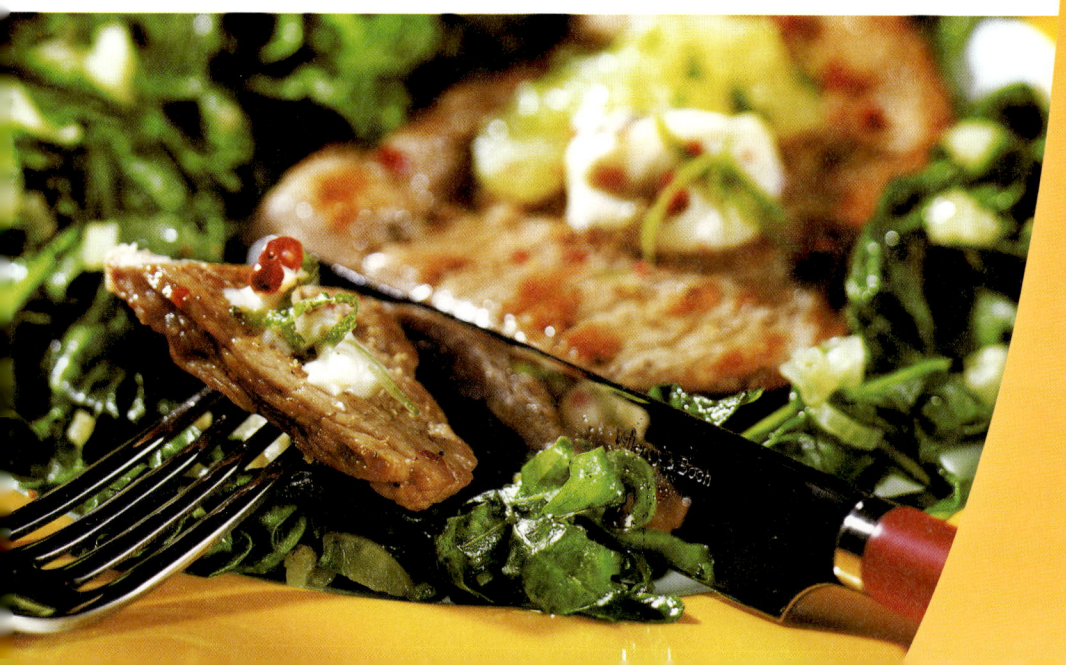

Süßkartoffeln mit Möhren (Kohlenhydrate)

1 Portion enthält:
  1714,86 Kilojoule
  408,3 Kilokalorien

Zutaten für 4 Portionen:
4 Möhren, 1 kg Süßkartoffeln, 1 Zwiebel, 1 EL Olivenöl, 1 TL Curry, 100 ml Orangensaft, 1 EL Vollrohrzucker, 1 EL Vollkornsemmelbrösel, 1 EL Butter

Zubereitungszeit: etwa 60 Minuten

- Möhren und Süßkartoffeln schälen, waschen und würfeln. Zwiebel abziehen und fein hacken.
- Öl in einer Pfanne erhitzen und die Zwiebel darin anschwitzen. Curry unter Rühren zugeben, etwas rösten und mit Orangensaft ablöschen.
- Möhren und Süßkartoffeln in eine feuerfeste Form geben und die Orangensaft-Curry-Mischung darüber gießen. Mit Alufolie abdecken und im Backofen bei 190 °C 40 bis 50 Minuten garen.
- Zucker mit Vollkornsemmelbrösel vermischen. Die Folie abnehmen, das Gemüse umrühren und mit der Zucker-Brösel-Mischung bestreuen. Butter in Flöckchen aufsetzen und alles nochmals für 10 Minuten in den Ofen geben.

Gegrilltes Gemüse (Neutral)

1 Portion enthält:
  1430,1 Kilojoule
  340,5 Kilokalorien

Zutaten für 4 Portionen:
2 Knoblauchzehen, 8 EL Olivenöl, 300 g Zucchini, je 1 rote, grüne und gelbe Paprika, 1 Bund Frühlingszwiebeln, 300 g grüner Spargel, 250 g Champignons, Jodsalz

Zubereitungszeit: etwa 60 Minuten

- Die Knoblauchzehen abziehen und zum Öl pressen. 15 bis 20 Minuten ziehen lassen.
- In der Zwischenzeit die Zucchini putzen, waschen und längs in Scheiben schneiden. Paprika waschen, halbieren und von Stielen, Kernen sowie den weißen Innenstegen befreien. Das Fruchtfleisch in breite Streifen schneiden. Frühlingszwiebeln putzen, waschen und der Länge nach halbieren.
- Den Spargel von den holzigen Enden befreien, eventuell die Stiele mit dem Sparschäler schälen. Die Champignons mit einem Tuch abreiben und die Stiele abdrehen.
- Das Gemüse auf den Grill legen und von Zeit zu Zeit mit dem Knoblauchöl bepinseln. Regelmäßig wenden. Erst wenn das Gemüse von beiden Seiten schön braun ist, mit Salz würzen.

Rote Bohnen mit Zwiebeln (Kohlenhydrate)

1 Portion enthält:
573,3 Kilojoule
136,5 Kilokalorien

Zutaten für 4 Portionen:
300 g Zwiebeln, 2 Knoblauchzehen,
300 g Kidney-Bohnen (aus der Dose),
$1/2$ Bund Petersilie, 2 EL Olivenöl,
1 TL gemahlener Koriander, Cayennepfeffer,
1 EL Essig, Jodsalz

Zubereitungszeit: etwa 20 Minuten

- Zwiebeln und Knoblauch abziehen. Zwiebeln in Ringe schneiden. Bohnen abspülen und abtropfen lassen. Die Petersilie waschen, trockenschütteln und fein hacken.
- Öl in einer Pfanne erhitzen und Zwiebelringe anschwitzen, bis sie glasig sind. Die Gewürze, den Essig und die Hälfte der Petersilie unter Rühren hinzufügen und den Knoblauch dazupressen. Die Bohnen untermischen und erwärmen. Mit Salz abschmecken.
- Bohnen-Zwiebel-Mischung in eine Schüssel füllen und mit Petersilie bestreut servieren.

BLUTGRUPPE B

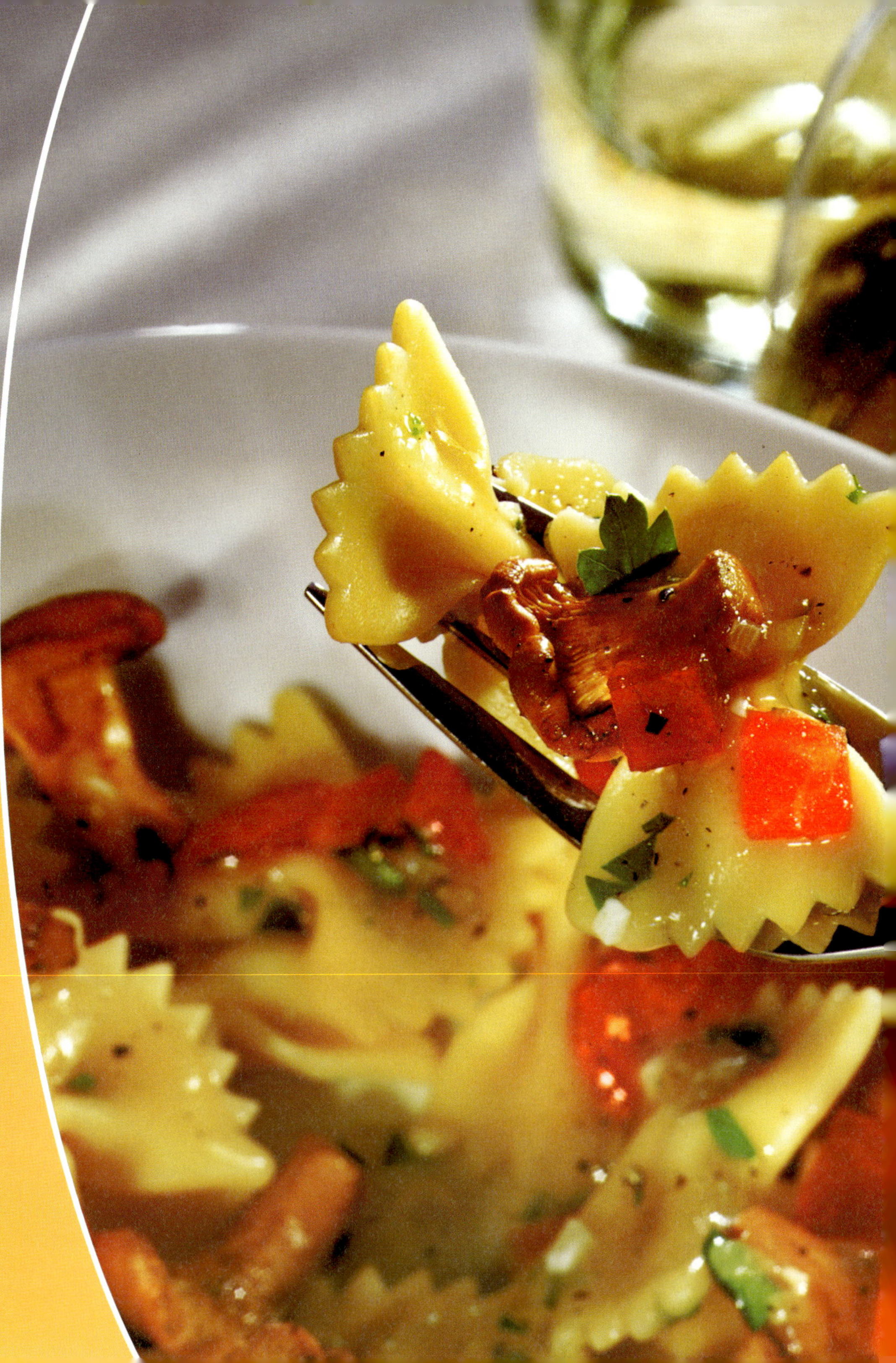

Rezepte für Blut-gruppe AB

Menschen mit Blutgruppe AB haben einen empfindlichen Verdauungsapparat. Die folgenden Gerichte sind daher genau auf Ihre Bedürfnisse abgestimmt und helfen Ihnen, sich wohl und aktiv zu fühlen.

Rezept auf Seite 80

Frühstück

Feigen-Pfirsich-Salat (Kohlenhydrate)

1 Portion enthält:
942,5 Kilojoule
224,4 Kilokalorien

Zutaten für 1 Portion:
1 Pfirsich, 2 frische blaue Feigen,
1 TL Ahornsirup, 1 EL Mandelsplitter

Zubereitungszeit: etwa 10 Minuten

- Den Pfirsich waschen, mit heißem Wasser überbrühen und die Haut abziehen. Pfirsich halbieren, entsteinen und das Fruchtfleisch in Würfel schneiden.
- Feigen schälen und achteln. Mit dem Pfirsich in eine Schale geben und mit Ahornsirup süßen. Mit Mandelsplittern bestreut servieren.

Hüttenkäse mit Apfel und Walnüssen (Neutral)

1 Portion enthält:
2016,0 Kilojoule
480,0 Kilokalorien

Zutaten für 1 Portion:
1 säuerlicher Apfel, 2 EL Walnüsse,
150 g Hüttenkäse, Zimt

Zubereitungszeit: etwa 10 Minuten

- Den Apfel waschen, schälen und vierteln. Das Kerngehäuse entfernen und das Fruchtfleisch fein reiben. Die Walnüsse mit einem Messer grob hacken.
- Den geriebenen Apfel mit dem Hüttenkäse vermischen, mit Zimt würzen und mit Walnüssen bestreut servieren.

Tipp

Dr. Peter D'Adamo empfiehlt Menschen mit Blutgruppe AB, morgens ein Glas warmes Wasser zu trinken, in das eine halbe Zitrone gepresst wurde. Das fördert die Verdauung und reinigt den Körper von Schleim, der sich in der Nacht angesammelt hat.

Stachelbeerjogurt (Neutral)

1 Portion enthält:
474,2 Kilojoule
112,9 Kilokalorien

Zutaten für 1 Portion:
1 Hand voll Stachelbeeren, 150 g Jogurt,
1 TL Mandelblättchen

Zubereitungszeit: etwa 10 Minuten

▮ Stachelbeeren verlesen, kalt abbrausen, trockentupfen und halbieren. In den Jogurt mischen und mit Mandelblättchen bestreuen.

Süßer Vollkornreis (Kohlenhydrate)

1 Portion enthält:
2609,5 Kilojoule
621,3 Kilokalorien

Zutaten für 1 Portion:
4 EL Naturreis, 2 EL gehackte Walnüsse,
1 EL Honig, 1 Prise Zimt, 100 g Kirschen

Zubereitungszeit: etwa 45 Minuten

▮ Den Reis in 300 ml Wasser 30 bis 40 Minuten garen. Reis mit Walnüssen, Honig, Zimt und Kirschen vermischen und sofort servieren.

Kresserührei (Eiweiß)

1 Portion enthält:
987 Kilojoule
235 Kilokalorien

Zutaten für 1 Portion:
2 Eier, 1 EL Jogurt, Jodsalz, 1 TL Butter,
2 EL frische Kresse

Zubereitungszeit: etwa 10 Minuten

▮ Eier und Jogurt in eine Schüssel geben und mit einer Gabel kräftig durchschlagen. Mit Salz würzen.
▮ Butter in einer Pfanne erhitzen. Eimasse zugeben, etwas stocken lassen, verrühren und weiter braten. Mit Kresse bestreuen.

BLUTGRUPPE AB

Vorspeisen und Snacks

Kräuterreis mit Champignons (Kohlenhydrate)

1 Portion enthält:
6787,6 Kilojoule
1616,1 Kilokalorien

Zutaten für 1 Portion:
200 g Vollkornreis, 600 ml Gemüsebrühe,
200 g Champignons, 1 Knoblauchzehe,
$1/2$ Bund Petersilie, $1/2$ Bund Thymian,
$1/2$ Bund Oregano, 2 EL Olivenöl, Jodsalz,
4 EL gehackte Walnüsse

Zubereitungszeit: etwa 40 Minuten

- Den Vollkornreis in der Gemüsebrühe 30 bis 40 Minuten garen.
- Champignons mit einem trockenen Küchenhandtuch abreiben und die Stiele entfernen. Die Köpfe feinblättrig schneiden. Knoblauch abziehen. Kräuter waschen, trockenschütteln und fein hacken.
- Das Olivenöl in einer Pfanne erhitzen und die Pilze darin dünsten, bis das austretende Wasser verdunstet ist. Den Knoblauch über die Pilze pressen, kurz mitdünsten und die Pfanne von der Flamme nehmen.
- Reis mit Kräutern und Pilzen vermischen und auf vier Teller verteilen. Die gehackten Walnüsse darüber streuen und jeden Teller mit Kräuterzweigen garnieren.

Asiatischer Spargelsalat (Neutral)

1 Portion enthält:
1394,8 Kilojoule
332,1 Kilokalorien

Zutaten für 4 Portionen:
500 g weißer Spargel, Jodsalz, 100 g Sojabohnensprossen (aus dem Glas),
200 g Zuckerschoten, 1 Bund Frühlingszwiebeln, $1/4$ rote Paprika, 2 Knoblauchzehen, 2,5 cm frischer Ingwer,
4 EL geriebene Mandeln, 4 EL Erdnussöl,
6 EL Sojasauce

Zubereitungszeit: etwa 35 Minuten

■ Den Spargel schälen, waschen und die holzigen Enden abschneiden. In Salzwasser bissfest garen.

■ Währenddessen die Sojabohnensprossen in ein Sieb gießen, abbrausen und abtropfen lassen. Die Zuckerschoten putzen und waschen. Die Frühlingszwiebeln putzen und in Ringe schneiden.

■ Die Paprika von Stielansatz, Kernen und weißen Innenstegen befreien. Das Fruchtfleisch dann in sehr feine Streifen schneiden. Knoblauchzehen und Ingwer schälen und sehr fein würfeln.

■ Die geriebenen Mandeln ohne Fett in eine beschichtete Pfanne geben und vorsichtig rösten. Erdnussöl, Knoblauch und Ingwer zugeben. Alles bei geringer Hitze anschwitzen. Mit Sojasauce und etwas Wasser ablöschen. Von der Flamme nehmen und gegebenenfalls mit Salz abschmecken.

■ Den Spargel abgießen und abtropfen lassen. Die Zuckerschoten in kochendem Salzwasser kurz blanchieren und in Eiswasser abschrecken, damit sie ihre Farbe behalten.

■ Spargel in mundgerechte Stücke schneiden und mit den übrigen Gemüsen vermengen. Den Asia-Salat auf Tellern anrichten und mit Sojadressing beträufeln.

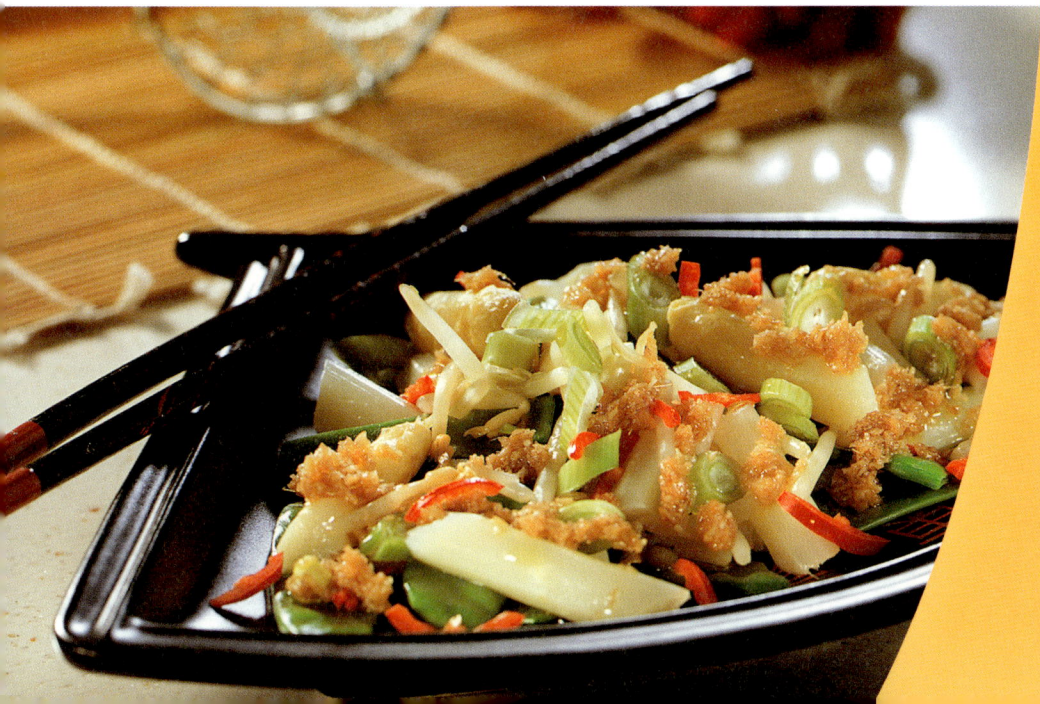

Überbackene Nektarinen (Neutral)

1 Portion enthält:
523,3 Kilojoule
124,6 Kilokalorien

Zutaten für 4 Portionen:
4 Nektarinen, 100 g Ziegenkäse,
8 Minzeblättchen

Zubereitungszeit: etwa 15 Minuten

■ Nektarinen waschen, halbieren und entsteinen. Den Ziegenkäse in dünne Scheiben schneiden und die Nektarinenhälften damit belegen.

■ Die Nektarinen auf ein Blech legen und unter den heißen Grill schieben. Wenn der Käse Blasen wirft und bräunt, die Nektarinenhälften aus dem Ofen nehmen, auf Tellern anrichten und mit Minzeblättchen garniert servieren.

Tipp
Sie können für dieses leckere Rezept auch Pfirsiche verwenden. Sie sind etwas weicher und nicht so säuerlich.

Erfrischender Kefirdrink (Neutral)

1 Portion enthält:
470,0 Kilojoule
111,9 Kilokalorien

Zutaten für 4 Portionen:
$1/4$ Salatgurke, $1/2$ Bund Dill,
200 ml Kefir, Jodsalz

Zubereitungszeit: etwa 5 Minuten

■ Die Salatgurke schälen, in Stücke schneiden und im Mixer pürieren. Dill waschen, trockenschütteln und fein hacken.

■ Kefir und Dill zum Gurkenpüree geben, nochmals durchmixen und mit Salz würzen. Den Drink in ein hohes Glas geben und mit einem Dillzweig garnieren.

BLUTGRUPPE AB

Zaziki mit Gurke (Neutral)

1 Portion enthält:
451,9 Kilojoule
107,6 Kilokalorien

Zutaten für 4 Portionen:
5 Knoblauchzehen, 1 Bund Schnittlauch,
1 Bund Dill, 250 g Magerquark, $1/2$ Becher
saure Sahne, Jodsalz, 1 Salatgurke

Zubereitungszeit: etwa 35 Minuten

■ Knoblauchzehen abziehen, Kräuter waschen, trockenschütteln und fein hacken.

■ Quark und saure Sahne verrühren und mit Salz abschmecken. Kräuter zugeben und Knoblauch hineinpressen. 15 Minuten ziehen lassen.

■ Die Salatgurke schälen und in dicke Scheiben schneiden. Gurkenscheiben zusammen mit dem Zaziki servieren.

Taboulé (Kohlenhydrate)

1 Portion enthält:
1812,3 Kilojoule
431,5 Kilokalorien

Zutaten für 4 Portionen:
350 g Bulgur, 1 Bund Frühlingszwiebeln,
2 Tomaten, 150 g gehackte Petersilie,
2 EL gehackte Minze, Saft von $1/2$ Zitrone,
4 EL Olivenöl, Jodsalz, Piment

Zubereitungszeit: etwa 70 Minuten

■ Bulgur 45 Minuten in kaltem Wasser einweichen.

■ Währenddessen die Frühlingszwiebeln putzen, waschen und in dünne Ringe schneiden. Tomaten waschen, mit kochendem Wasser überbrühen und häuten. Dann halbieren, von Stielansätzen und Kernen befreien und das Fruchtfleisch würfeln.

■ Bulgur abtropfen lassen und in einer Schüssel mit Kräutern, Frühlingszwiebeln und Tomaten mischen.

■ Aus Zitronensaft und Olivenöl ein Dressing rühren, mit Salz und Piment würzen und über den Bulgur gießen. Das Taboulé durchmischen und 15 Minuten ziehen lassen.

Köstliche Hauptgerichte

Schmetterlingsnudeln mit Pilzen (Kohlenhydrate)

1 Portion enthält:
2097,1 Kilojoule
499,3 Kilokalorien

Zutaten für 4 Portionen:
200 g Tomaten, 1 Bund Petersilie,
1 Zwiebel, 2 Knoblauchzehen,
250 g Pfifferlinge, 400 g Schmetterlings-
nudeln (aus Hartweizengrieß), Salz,
2 EL Butter, 2 EL Olivenöl, Piment

Zubereitungszeit: etwa 30 Minuten, Foto Seite 72

◻ Die Tomaten vierteln, Stielansätze und Kerne entfernen. Das Fruchtfleisch in kleine Würfel schneiden. Die Petersilie waschen, trockenschütteln und hacken.

◻ Zwiebel und Knoblauch abziehen und sehr fein würfeln. Pilze mit
einem Küchenhandtuch abreiben, eventuell Stiele entfernen.

◻ Nudeln in Salzwasser »al dente« kochen. Währenddessen 2 EL Butter und das Öl in einer beschichteten Pfanne erhitzen. Pilze darin
braten; salzen. Kurz bevor der Saft verdampft ist, Zwiebel- und
Knoblauchwürfel zugeben. Kurz anschwitzen und die Tomatenwürfel
zufügen. Die Tomaten sollen nur warm werden. Mit Salz und Piment
abschmecken.

◻ Die Nudeln abgießen, abtropfen lassen, sofort mit der Pilz-Tomaten-
Sauce vermengen und mit Petersilie bestreut servieren.

Tipp

Statt der Pfifferlinge können Sie auch Champignons verwenden.
Würzen Sie dann aber kräftiger mit Piment.

BLUTGRUPPE AB

Spiralnudeln mit Erbsen und Rucolapesto (Kohlenhydrate)

1 Portion enthält:
2833,7 Kilojoule
674,7 Kilokalorien

Zutaten für 4 Portionen:
100 g Rucola, 1 Knoblauchzehe,
50 g Pinienkerne, 6 EL Olivenöl, Jodsalz,
Piment, 250 g Erbsen (frisch oder TK),
400 g Spiralnudeln (Hartweizengrieß)

Zubereitungszeit: etwa 15 Minuten

- Rucola waschen, eventuell Stiele entfernen. Knoblauch abziehen. Die Rucolablätter zusammen mit dem Knoblauch und den Pinienkernen im Mixer zerkleinern. Nach und nach das Öl zugeben. Mit Salz und Piment abschmecken.
- Erbsen in Salzwasser kurz blanchieren und in Eiswasser abschrecken. Nudeln in Salzwasser »al dente« kochen.
- Nudeln abgießen, mit Rucolapesto und Erbsen vermengen, auf Tellern anrichten und sofort servieren.

BLUTGRUPPE AB

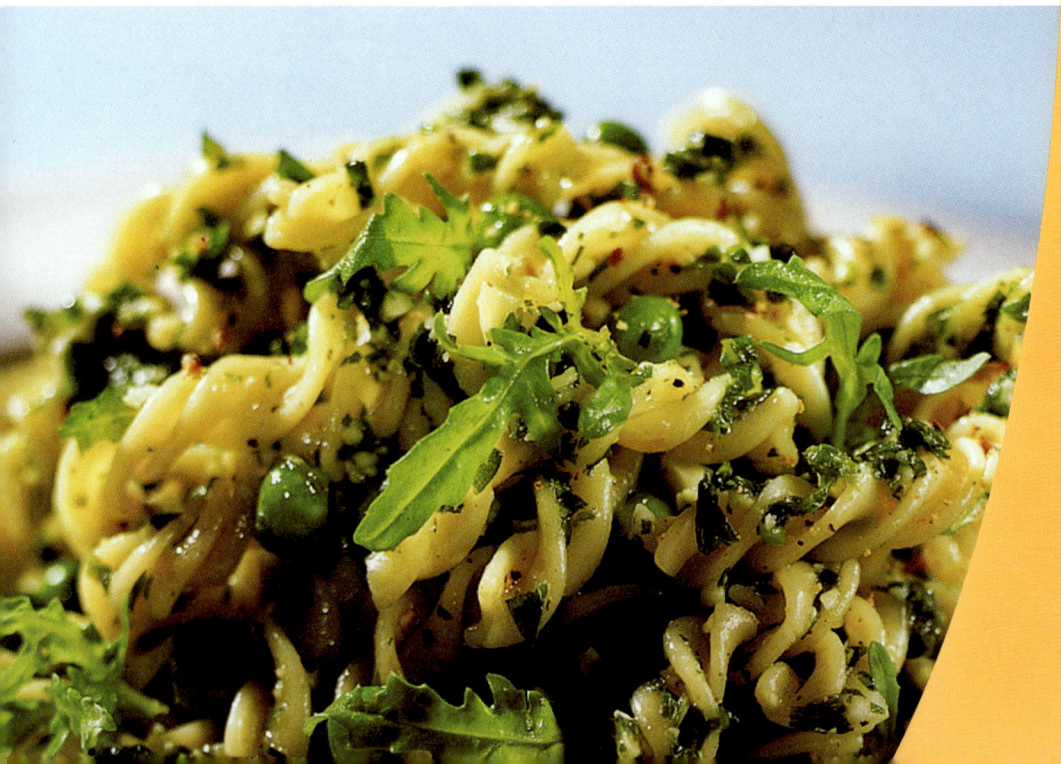

Wintertopf (Kohlenhydrate)

1 Portion enthält:
1013,9 Kilojoule
241,4 Kilokalorien

Zutaten für 4 Portionen:
250 g Kartoffeln, 200 g Möhren,
250 g Kürbis, Jodsalz, 3 EL Butter,
1 EL Mehl, 350 ml Gemüsebrühe,
geriebene Muskatnuss, 5 EL Vollkornsemmelbrösel

Zubereitungszeit: etwa 60 Minuten

- Kartoffeln und Möhren schälen, waschen und würfeln. Kürbis schälen und in Stücke schneiden. Gemüse in Salzwasser etwa 10 Minuten bissfest garen.
- Die Butter in einem Topf erhitzen und das Mehl einrühren. Unter ständigem Rühren mit Gemüsebrühe aufgießen, Hitze reduzieren und die Sauce unter leichtem Köcheln und ständigem Rühren eindicken lassen. Mit Jodsalz und reichlich Muskat abschmecken. Die Sauce vom Herd nehmen.
- Gemüse in eine feuerfeste Form geben, die Sauce darüber geben und mit Semmelbrösel bestreuen. Im vorgeheizten Backofen 30 Minuten bei 180 °C backen.

Tofu mit Tomatensauce (Eiweiß)

1 Portion enthält:
777,0 Kilojoule
185,0 Kilokalorien

Zutaten für 4 Portionen:
500 g Tomaten, 1 Zweig Rosmarin, Jodsalz,
500 g Tofu, 2 EL Olivenöl, Piment

Zubereitungszeit: etwa 45 Minuten

- Die Tomaten überbrühen, häuten, vierteln und von Stielansätzen und Kernen befreien. Tomaten mit Rosmarin in einem Topf unter gelegentlichem Rühren dick einkochen; salzen.
- Tofu in Scheiben schneiden, im Öl goldgelb braten und mit Salz und Piment würzen. Mit der Tomatensauce servieren.

Gebackene Auberginen (Neutral)

1 Portion enthält:
1104,6 Kilojoule
263,0 Kilokalorien

Zutaten für 4 Portionen:
4 Auberginen, Jodsalz, 4 Tomaten, 2 Zwiebeln, 4 Knoblauchzehen, 1 Bund Petersilie, 6 EL Olivenöl

Zubereitungszeit: etwa 60 Minuten

- Die Auberginen waschen, den Stiel entfernen und die Früchte der Länge nach halbieren. Das Fruchtfleisch an der Schnittfläche mehrmals der Länge nach einschneiden. Schnittflächen mit Salz bestreuen und die Auberginen beiseite legen.
- Die Tomaten mit kochendem Wasser überbrühen und die Haut abziehen. Tomaten halbieren, von Stielansätzen und Kernen befreien. Das Fruchtfleisch würfeln.
- Zwiebeln und Knoblauchzehen abziehen. Zwiebeln in Ringe schneiden, Knoblauch fein hacken. Die Petersilie waschen, trockenschütteln und fein hacken.
- 4 EL Olivenöl in einer großen Pfanne erhitzen. Die Auberginen mit Küchenkrepp abtrocknen und im Öl von beiden Seiten anbraten.
- Das restliche Öl in einer Pfanne erhitzen und die Zwiebeln darin anschwitzen. Knoblauch zugeben und kurz mitbraten. Er darf nicht braun werden. Tomaten und Petersilie zugeben und alles kurz köcheln lassen. Mit 1 kräftigen Prise Salz abschmecken.
- Die Auberginen mit der Schnittfläche nach oben auf ein Backblech legen. Die Zwiebel-Tomatenmischung auf den Auberginen verteilen und etwas in die Einschnitte drücken.
- Etwas Wasser auf das Blech geben und die Auberginen im vorgeheizten Backofen bei 175 °C 30 bis 40 Minuten garen.

Tipp
Sie können die gebackenen Auberginen auch mit Mozzarella belegen. Eine leckere Variante sind gebackene Auberginen mit Zaziki. Dazu 1 Gurke schälen und fein hobeln. Gurkenscheiben salzen, ziehen lassen und abgießen. 600 g griechischen Jogurt mit Gurke und 2 EL Öl mischen, 3 Knoblauchzehen dazupressen und alles für 30 Minuten in den Kühlschrank stellen.

BLUTGRUPPE AB

Putenbrust mit Paprikagemüse (Eiweiß)

1 Portion enthält:
  1166,8 Kilojoule
  277,8 Kilokalorien

Zutaten für 4 Portionen:
je 2 rote, grüne und gelbe Paprika,
1 Aubergine, 2 Gemüsezwiebeln,
2 EL Olivenöl, 500 g Putenbrust,
Jodsalz, Piment, 1 Zweig Rosmarin,
einige Zweige Thymian

Zubereitungszeit: etwa 60 Minuten, Foto rechts

- Paprika waschen, entkernen und in Stücke schneiden.
- Aubergine in Scheiben schneiden, Zwiebeln würfeln.
- Olivenöl in einem Bräter erhitzen und das Putenfleisch rundum anbraten. Mit Salz und Piment würzen. Gemüse und Kräuter um das Fleisch verteilen und alles nochmals salzen.
- Den Bräter in den Backofen geben und das Fleisch bei 180 °C 35 bis 45 Minuten garen. Von Zeit zu Zeit mit austretendem Saft begießen.

Geschmortes Kaninchen (Eiweiß)

1 Portion enthält:
  2806,9 Kilojoule
  668,3 Kilokalorien

Zutaten für 4 Portionen:
$1/2$ Kaninchen, Jodsalz, Piment, 2 Tomaten,
500 g Zwiebeln, 4 Knoblauchzehen,
4 EL Olivenöl, 100 ml Weißwein,
1 Zweig Rosmarin

Zubereitungszeit: etwa 60 Minuten

- Kaninchen zerteilen, mit Salz und Piment würzen. Gehäutete Tomaten vierteln, Zwiebeln und Knoblauch klein schneiden.
- Öl in einem Bräter erhitzen und das Fleisch rundum anbraten; herausheben. Zwiebeln und Knoblauch im Öl glasig dünsten.
- Mit Wein ablöschen; Tomaten, Rosmarin und die Kaninchenteile zugeben. Bei geschlossenem Deckel und mittlerer Hitze 30 Minuten schmoren lassen.

Paprikagemüse mit Ingwer (Neutral)

1 Portion enthält:
643,9 Kilojoule
153,3 Kilokalorien

Zutaten für 4 Portionen:
je 3 rote, gelbe und grüne Paprika,
2 Frühlingszwiebeln, 2 cm frischer Ingwer,
2 EL Erdnussöl, 2 EL Sojasauce,
125 ml Gemüsebrühe, Jodsalz

Zubereitungszeit: etwa 30 Minuten

■ Paprika waschen, halbieren und von Stielen, Kernen und weißen Innenstegen befreien. Fruchtfleisch in 2 cm breite Streifen schneiden.

■ Frühlingszwiebeln putzen, waschen und in Ringe schneiden. Ingwer schälen und fein würfeln.

■ Das Öl in einer Pfanne erhitzen, die Zwiebelringe und den Ingwer darin anschwitzen. Paprika zugeben und unter Rühren etwa 2 Minuten braten. Sojasauce zugeben und untermischen. Mit der Gemüsebrühe ablöschen. Deckel aufsetzen und alles bei mittlerer Hitze 10 Minuten köcheln lassen. Mit Salz abschmecken und heiß servieren.

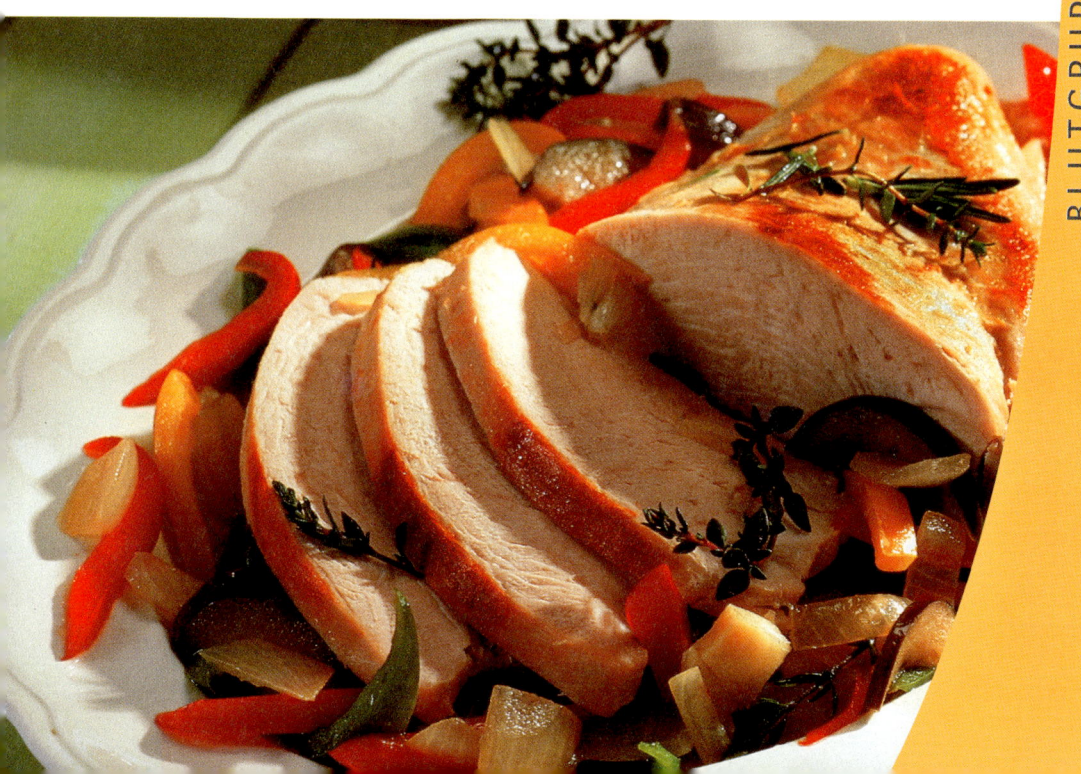

BLUTGRUPPE AB

Nahrungsmitteltabelle

Die vorliegende Nahrungsmitteltabelle, die auf die Forschungsergebnisse von Dr. Peter D'Adamo zurückgeht, soll Ihnen helfen, sich gesund und vor allem ausgewogen zu ernähren. Nach den Regeln der Blutgruppen-Trennkost ist die Tabelle in eiweißreiche Lebensmittel, Nahrungsmittel, die reich an komplexen Kohlenhydraten sind, und neutrale Produkte aufgeteilt. Außerdem zeigt sie, welche Lebensmittel ideal bzw. schädlich sind. Lassen Sie sich aber nicht dazu hinreißen, nur ideale Produkte zu essen! Dies kann zu einer Mangelernährung führen. Kombinieren Sie sie daher häufig mit Nahrungsmitteln, die als gute Ergänzung gekennzeichnet sind.

Zeichenerklärung: ○ = ideal, − = gute Ergänzung, ● = vermeiden

Eiweißgruppe

Fleisch, Geflügel & Eier

O	A	B	AB	
−	−	○	−	Eier
−	●	●	●	Ente
●	●	●	●	Frühstücksspeck
●	●	●	●	Gans
−	●	○	○	Hase
○	●	●	●	Herz
○	●	●	○	Hirsch
−	−	●	●	Huhn
○	●	−	●	Kalb

O	A	B	AB	
−	●	○	○	Kaninchen
○	●	○	○	Lamm
○	●	○	−	Leber
−	−	−	○	Pute (Truthahn)
○	●	○	●	Reh
○	●	−	●	Rind
●	●	●	●	Schinken
●	●	●	●	Schwein
−	●	●	●	Wachteln

Fisch & Meeresfrüchte

O	A	B	AB	
−	●	●	●	Aal
−	●	●	●	Austern
−	●	○	●	Flunder
○	○	○	−	Flussbarsch
○	−	○	○	Hecht

O	A	B	AB	
○	●	●	●	Heilbutt
○	●	○	−	Hering (frisch)
●	●	○	●	Hering (mariniert)
−	●	−	−	Jakobsmuscheln
○	○	○	○	Kabeljau

Fisch & Meeresfrüchte

0	A	B	AB	
–	○	–	–	Karpfen
●	●	○	○	Kaviar
–	●	●	●	Krustentiere
○	○	○	○	Lachs, roh
–	○	○	○	Lachsforelle
○	○	○	○	Makrele
–	●	●	○	Miesmuscheln
●	●	●	●	Räucherlachs
○	○	○	○	Regenbogenforelle
○	○	○	○	Renke (Felche)
–	–	○	○	Rotbarsch
○	○	○	○	Roter Schnapper
–	●	●	●	Sardellen (Anchovis)
○	○	○	○	Sardine
–	●	○	●	Schellfisch
○	–	○	○	Schwertfisch

0	A	B	AB	
○	●	○	○	Seehecht
–	●	○	–	Seelachs
–	○	○	○	Seeteufel
○	●	○	○	Seezunge
○	–	○	○	Stör
–	●	–	●	Tintenfisch (Calamar)
●	●	●	●	Tintenfisch (Krake)
–	–	–	○	Tunfisch, weißer
–	●	●	●	Venusmuscheln
●	●	–	–	Wels (Waller, Katzenfisch)
●	–	●	●	Wolfsbarsch (Loup de mer)
–	–	○	○	Zackenbarsch

Soja & Sojaprodukte

0	A	B	AB	
–	○	–	○	Miso (Sojapaste)
–	○	○	○	Sojabohnen, rote

0	A	B	AB	
–	○	–	–	Sojakäse (Tofu)
–	○	–	–	Sojamilch

Milch & Milchprodukte

0	A	B	AB	
●	●	–	●	Brie
●	●	–	●	Buttermilch
●	●	–	●	Camembert
●	●	–	–	Cheddar
●	●	–	–	Edamer
●	●	●	●	Edelpilzkäse
●	●	–	–	Emmentaler
●	●	–	–	Frischkäse
●	●	–	–	Gouda
●	●	–	–	Gruyère (Greyerzer)

0	A	B	AB	
●	●	○	–	Magermilch
●	●	–	–	Molke
●	●	–	–	Münster
●	●	–	–	Neufchâtel
●	●	–	●	Parmesan
●	●	–	●	Provolone
●	–	●	●	Schmelzkäse
●	●	–	●	Speiseeis
●	●	–	●	Vollmilch
–	–	○	○	Ziegenkäse
●	–	○	○	Ziegenmilch

NAHRUNGSMITTELTABELLE

Kohlenhydratgruppe

Gemüse

	0	A	B	AB
Kartoffeln	●	●	–	–
Süßkartoffeln (Bataten)	○	●	○	○

Hülsenfrüchte

	0	A	B	AB
Adukebohnen	○	○	●	●
Adzukibohnen	○	○	●	●
Augenbohnen	○	○	●	●
Berglinsen	●	○	○	○
Bohnen, dicke	–	–	–	–
Bohnen, schwarze	–	○	●	–
Bohnen, weiße	–	–	–	–
Kichererbsen	–	●	●	●
Kidney-Bohnen	●	●	○	●
Limabohnen	–	●	○	●
Linsen, grüne (z. B. Puy-Linse)	●	○	●	–
Linsen, rote	●	○	●	–

Obst

	0	A	B	AB
Äpfel (süß)	–	–	–	–
Bananen	–	●	○	●
Datteln	–	–	–	–
Feigen (frisch und getrocknet)	○	○	–	○
Pflaumen (getrocknet)	○	○	○	–

Getreide & Getreideprodukte

	0	A	B	AB
Amaranth	–	○	●	–
Basmatireis	–	–	–	○
Buchweizenmehl	–	–	●	●
Bulgur	●	●	–	–
Cornflakes	●	–	●	–
Couscous	●	–	●	–
Dinkelbrot	–	–	–	–
Dinkelmehl	–	–	–	–
Essener Brot (aus gekeimtem Weizen)	–	○	○	○
Gerstenmehl	–	–	●	–
Grahambrot	●	–	–	–
Haferflocken	●	–	○	○
Haferkleie	●	–	○	○
Hafermehl	●	–	○	○
Hartweizenmehl	●	●	–	–
Hirsebrot	–	–	○	○
Knäckebrot	–	–	●	○
Maismehl	●	–	●	●
Maisstärke	●	–	●	●
Mehrkornbrot	●	●	●	○
Naturreis	–	–	–	○
Nudeln (Hartweizengrieß)	●	●	–	–

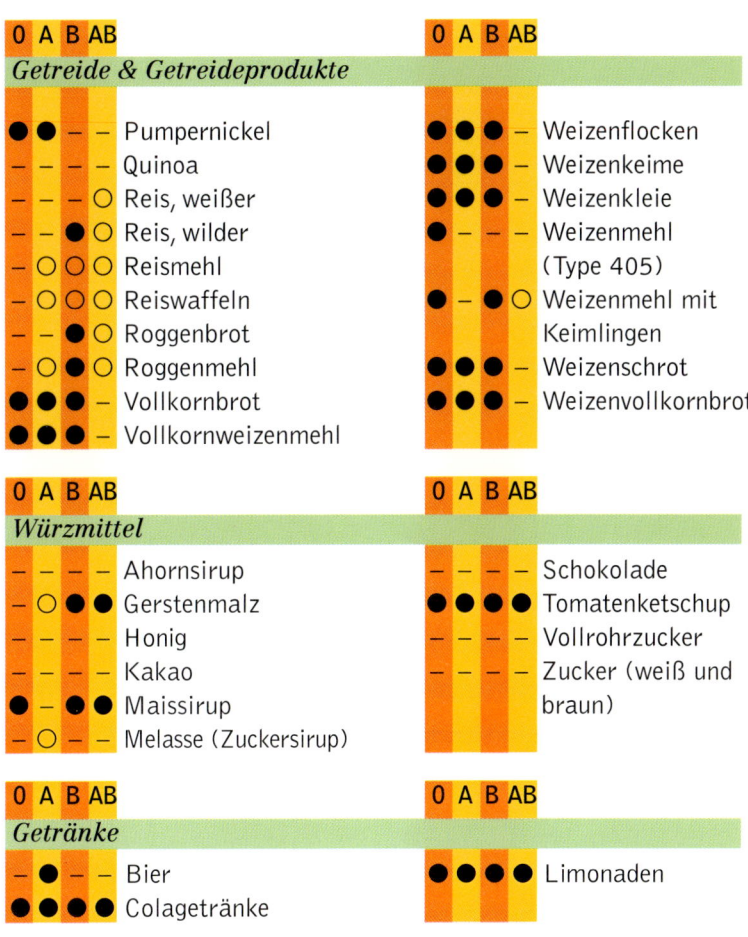

Getreide & Getreideprodukte

0	A	B	AB	
●	●	–	–	Pumpernickel
–	–	–	–	Quinoa
–	–	–	○	Reis, weißer
–	–	●	○	Reis, wilder
–	○	○	○	Reismehl
–	○	○	○	Reiswaffeln
–	–	●	○	Roggenbrot
–	○	●	○	Roggenmehl
●	●	●	–	Vollkornbrot
●	●	●	–	Vollkornweizenmehl

0	A	B	AB	
●	●	●	–	Weizenflocken
●	●	●	–	Weizenkeime
●	●	●	–	Weizenkleie
●	–	–	–	Weizenmehl (Type 405)
●	–	●	○	Weizenmehl mit Keimlingen
●	●	●	–	Weizenschrot
●	●	●	–	Weizenvollkornbrot

Würzmittel

0	A	B	AB	
–	–	–	–	Ahornsirup
–	○	●	●	Gerstenmalz
–	–	–	–	Honig
–	–	–	–	Kakao
●	–	●	●	Maissirup
–	○	–	–	Melasse (Zuckersirup)

0	A	B	AB	
–	–	–	–	Schokolade
●	●	●	●	Tomatenketschup
–	–	–	–	Vollrohrzucker
–	–	–	–	Zucker (weiß und braun)

Getränke

0	A	B	AB	
–	●	–	–	Bier
●	●	●	●	Colagetränke

0	A	B	AB	
●	●	●	●	Limonaden

Neutrale Gruppe

Milchprodukte

0	A	B	AB	
●	●	–	–	Frischkäse (Doppelrahmstufe)
●	●	○	○	Hüttenkäse
●	–	○	○	Jogurt
●	–	○	○	Kefir

0	A	B	AB	
–	–	○	○	Mozzarella
●	–	○	○	Ricotta
–	–	○	○	Schafskäse (Feta)
–	–	○	○	Ziegenfrischkäse

NAHRUNGSMITTELTABELLE

0	A	B	AB	
				Gemüse
●	○	–	○	Alfalfasprossen
○	○	●	●	Artischocken
●	●	○	○	Auberginen
–	○	–	–	Austernpilze
●	–	●	●	Avocados
–	–	–	–	Bambussprossen
●	–	○	○	Blumenkohl
○	○	○	○	Brokkoli
–	–	–	–	Brunnenkresse
●	●	–	–	Champignons
○	○	–	–	Chicorée
–	●	○	●	Chilischoten
●	●	○	–	Chinakohl
–	–	–	–	Eisbergsalat
○	–	–	–	Endiviensalat
–	–	–	●	Feldsalat
–	–	–	–	Fenchel
–	–	–	–	Frühlingszwiebeln
○	○	○	○	Grünkohl
–	–	–	○	Gurken
○	○	–	–	Knoblauch
○	○	–	–	Kohlrabi
–	–	–	–	Kopfsalat
○	○	●	–	Kürbis
○	○	–	–	Lauch
○	○	–	○	Löwenzahn
●	–	●	●	Mais
○	○	–	–	Mangold
○	○	○	○	Meerrettich

0	A	B	AB	
●	–	–	●	Mixed Pickles
–	○	○	–	Möhren
–	–	●	●	Mungobohnen-sprossen
–	–	●	–	Oliven, grüne
●	●	●	●	Oliven, schwarze
–	–	–	–	Pak-choi
–	●	○	○	Paprika (gelb und grün)
○	●	○	○	Paprika (rot)
–	–	–	–	Radicchio
–	–	●	●	Radieschen
–	–	●	●	Rettich
○	○	–	–	Römischer Salat
●	–	○	–	Rosenkohl
–	–	○	○	Rote Bete
●	●	○	○	Rotkohl
–	–	●	–	Rucola
–	–	–	–	Schalotten
–	–	–	○	Sellerie
●	●	○	●	Shiitakepilze
–	–	–	–	Spargel
○	○	–	–	Spinat
–	–	–	○	Staudensellerie
–	○	–	–	Steckrüben
–	●	●	–	Tomaten
●	●	○	–	Weißkohl
–	–	–	–	Zucchini
○	○	–	–	Zwiebeln

0	A	B	AB	
				Hülsenfrüchte
–	○	–	–	Bohnen, grüne
–	–	–	–	Erbsen, grüne
–	○	–	–	Palbohnen

0	A	B	AB	
–	–	–	–	Prinzessbohnen
–	○	–	–	Spargelbohnen
–	–	–	–	Zuckererbsen

Obst

0	A	B	AB	
–	○	○	○	Ananas
–	–	–	–	Äpfel (sauer)
–	○	–	–	Aprikosen
–	–	–	–	Birnen
●	○	–	–	Brombeeren
●	–	–	–	Erdbeeren
–	–	●	●	Granatäpfel
–	○	–	○	Grapefruits
–	–	●	●	Guaven
–	○	–	–	Heidelbeeren
–	–	–	–	Himbeeren
–	–	–	–	Holunderbeeren
●	●	–	–	Honigmelonen
–	–	–	–	Johannisbeeren (schwarz und rot)
–	●	–	–	Kantalupmelonen
–	–	●	●	Karambolen (Sternfrucht)
–	○	–	○	Kirschen

0	A	B	AB	
–	–	–	○	Kiwis
–	–	–	–	Limetten
●	–	–	–	Litschis (Lychees)
●	●	–	–	Mandarinen
–	●	–	●	Mangos
–	–	–	–	Nektarinen
●	●	–	●	Orangen
–	●	○	–	Papayas
–	–	–	–	Pfirsiche
○	○	○	○	Pflaumen
–	○	○	○	Preiselbeeren
–	●	●	●	Rhabarber
–	○	–	–	Rosinen
–	–	–	○	Stachelbeeren
–	–	–	–	Wassermelone
–	–	○	○	Weintrauben
–	○	–	○	Zitronen
○	○	○	○	Zwetschgen

Öle & Fette

0	A	B	AB	
–	●	–	–	Butter
–	–	–	–	Dorschleberöl (Lebertran)
●	●	●	–	Erdnussöl
●	●	●	●	Färberdistelöl
●	●	●	●	Kokosfett

0	A	B	AB	
○	○	–	–	Leinsamenöl
●	●	●	●	Maiskeimöl
○	○	○	○	Olivenöl
–	–	●	–	Rapsöl
–	●	●	●	Sesamöl

Nüsse & Samen

0	A	B	AB	
●	●	●	–	Cashewnüsse
●	○	●	○	Erdnüsse
●	○	●	○	Erdnussbutter
–	–	●	●	Haselnüsse

0	A	B	AB	
●	●	●	●	Kokosnüsse
○	○	●	●	Kürbiskerne
–	–	–	–	Macadamianüsse
–	–	–	–	Mandelmus

NAHRUNGSMITTELTABELLE

NAHRUNGSMITTELTABELLE

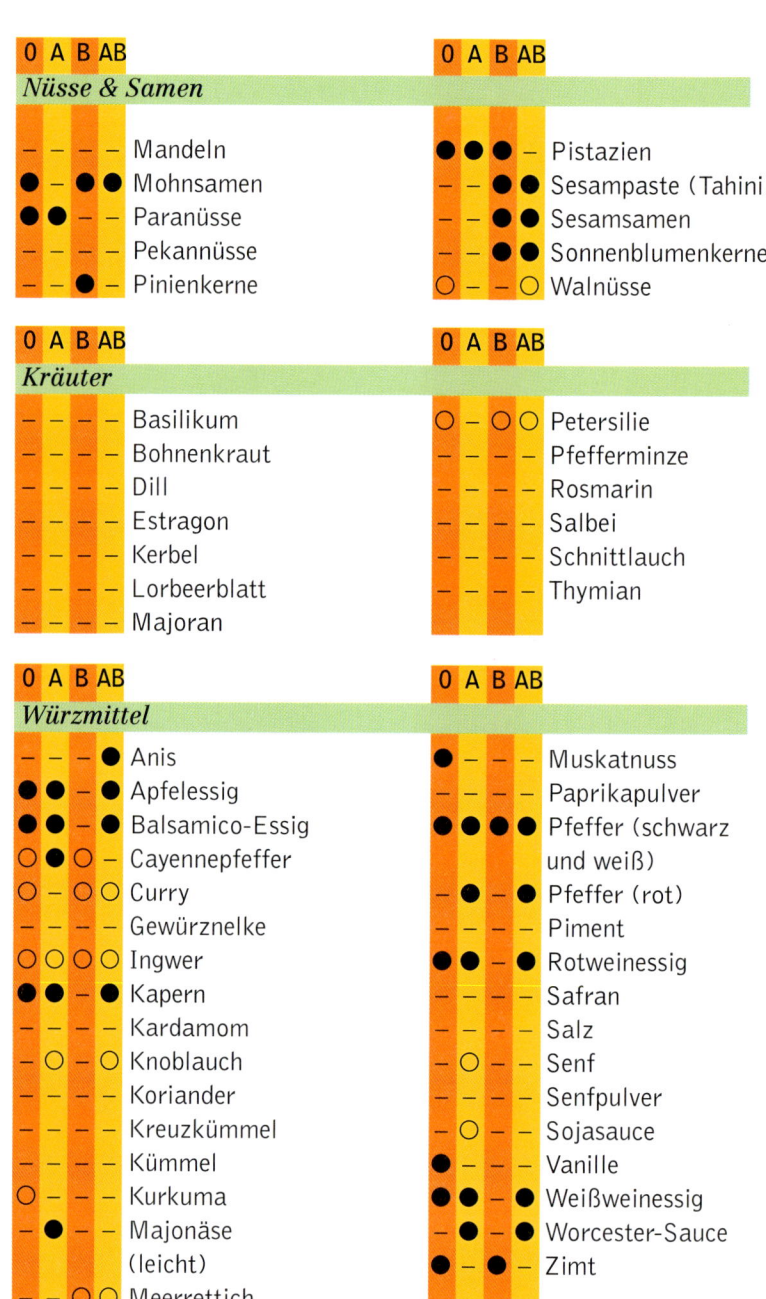

Nüsse & Samen

0	A	B	AB	
–	–	–	–	Mandeln
●	–	●	●	Mohnsamen
●	●	–	–	Paranüsse
–	–	–	–	Pekannüsse
–	–	●	–	Pinienkerne

0	A	B	AB	
●	●	●	–	Pistazien
–	–	●	●	Sesampaste (Tahini)
–	–	●	●	Sesamsamen
–	–	●	●	Sonnenblumenkerne
○	–	–	○	Walnüsse

Kräuter

0	A	B	AB	
–	–	–	–	Basilikum
–	–	–	–	Bohnenkraut
–	–	–	–	Dill
–	–	–	–	Estragon
–	–	–	–	Kerbel
–	–	–	–	Lorbeerblatt
–	–	–	–	Majoran

0	A	B	AB	
○	–	○	○	Petersilie
–	–	–	–	Pfefferminze
–	–	–	–	Rosmarin
–	–	–	–	Salbei
–	–	–	–	Schnittlauch
–	–	–	–	Thymian

Würzmittel

0	A	B	AB	
–	–	–	●	Anis
●	●	–	●	Apfelessig
●	●	–	●	Balsamico-Essig
○	●	○	–	Cayennepfeffer
○	–	○	○	Curry
–	–	–	–	Gewürznelke
○	○	○	○	Ingwer
●	●	–	●	Kapern
–	–	–	–	Kardamom
–	○	–	○	Knoblauch
–	–	–	–	Koriander
–	–	–	–	Kreuzkümmel
–	–	–	–	Kümmel
○	–	–	–	Kurkuma
–	●	–	–	Majonäse (leicht)
–	–	○	○	Meerrettich

0	A	B	AB	
●	–	–	–	Muskatnuss
–	–	–	–	Paprikapulver
●	●	●	●	Pfeffer (schwarz und weiß)
–	●	–	●	Pfeffer (rot)
–	–	–	–	Piment
●	●	–	●	Rotweinessig
–	–	–	–	Safran
–	–	–	–	Salz
–	○	–	–	Senf
–	–	–	–	Senfpulver
–	○	–	–	Sojasauce
●	–	–	–	Vanille
●	●	–	●	Weißweinessig
–	●	–	●	Worcester-Sauce
●	–	●	–	Zimt

0	A	B	AB	Frucht- & Gemüsesäfte (ungesüßt)
○	○	○	–	Ananassaft
●	–	–	–	Apfelmost
●	–	–	–	Apfelsaft
–	○	–	–	Aprikosensaft
–	○	–	–	Grapefruitsaft
○	○	–	○	Kirschsaft (aus Herz-kirschen)
●	–	○	○	Kohlsaft

0	A	B	AB	
–	○	–	–	Möhrensaft
●	●	–	●	Orangensaft
–	●	○	○	Papayasaft
○	○	–	–	Pflaumensaft
–	○	–	○	Selleriesaft
–	●	●	–	Tomatensaft
–	–	○	○	Traubensaft
–	○	–	–	Zitronensaft

0	A	B	AB	Tees, Kräutertees & andere Getränke
–	○	–	–	Baldrian
●	○	–	○	Bohnenkaffee, auch koffeinfrei
–	–	–	–	Eisenkraut
●	–	●	●	Enzian
●	–	–	○	Erdbeerblatt
●	●	●	●	Diätlimonaden
○	○	○	○	Ginseng
–	○	○	○	Grüner Tee
○	○	○	○	Hagebutte
–	–	○	–	Himbeerblatt
●	–	●	●	Hirtentäschel
–	–	–	–	Holunder
○	–	●	●	Hopfen
●	–	●	●	Huflattich
○	○	○	○	Ingwer
●	○	–	–	Johanniskraut
–	○	–	○	Kamille
–	●	–	–	Katzenminze

0	A	B	AB	
–	–	●	●	Königskerze
○	–	●	●	Lindenblüten
○	–	–	–	Löwenzahn
–	–	–	–	Minze, grüne
○	–	○	–	Pfefferminze
●	●	●	●	Rhabarber
–	○	–	–	Rotwein
–	–	○	–	Salbei
–	–	–	–	Schafgarbe
●	●	–	●	Schwarztee
●	–	●	●	Sennesblätter
●	○	–	○	Sonnenhut (Echinacea)
●	●	●	●	Spirituosen
–	–	–	–	Thymian
○	○	○	–	Wasser
–	–	–	–	Weißbirke
–	○	–	○	Weißdorn
–	–	–	–	Weißwein

NAHRUNGSMITTELTABELLE

Rezeptverzeichnis

Abkürzungsverzeichnis

EL	= Esslöffel
TL	= Teelöffel
kg	= Kilogramm
g	= Gramm
l	= Liter
ml	= Milliliter
cm	= Zentimeter
Fett i. Tr.	= Fett in Trockenmasse

REZEPTVERZEICHNIS

Der Autor

Christopher J. Hammond, deutschstämmiger Amerikaner, ist intimer Kenner des Ernährungskonzeptes nach Dr. D'Adamo. Er ist seit mehreren Jahren als Food-journalist erfolgreich tätig.

Wichtiger Hinweis

Die im Buch veröffentlichten Ratschläge und Rezepte wurden mit größter Sorgfalt von Verfasser und Verlag erarbeitet und geprüft. Eine Garantie kann jedoch nicht übernommen werden. Ebenso ist eine Haftung des Verfassers bzw. des Verlages und seiner Beauftragten für Personen-, Sach- oder Vermögensschäden ausgeschlossen.

Die Deutsche Bibliothek - CIP-Einheitsaufnahme

Ein Titeldatensatz für diese Publikation ist bei Der Deutschen Bibliothek erhältlich.

Bildnachweis

Umschlagfoto: Gerhard Poggenpohl, Sigmarszell
Bildnachweis: Food-Fotos: Journal für die Frau S. 56, 61, 85; new wave Studio S. 72; Gerhard Poggenpohl S. 24, 29, 33, 37, 45, 49, 53, 65, 77; Studio R.Schmitz S. 40, 69, 81; übrige: The Stock Market/Michael Keller S. 2/Walter Swarthout S. 6.

Impressum

Midena Verlag, München
© 2000 Weltbild Ratgeber Verlage GmbH & Co. KG

Das Werk einschließlich aller seiner Teile ist urheberrechtlich geschützt. Jede Verwertung außerhalb des Urhebergesetzes ist ohne Zustimmung des Verlages unzulässig und strafbar. Das gilt insbesondere für Vervielfältigungen, Übersetzungen, Mikroverfilmungen und die Einspeicherung und Verarbeitung in elektronischen Systemen. Bei der Anwendung in Beratungsgesprächen, im Unterricht und in Kursen ist auf dieses Buch hinzuweisen.

Projektleitung: Carina Janßen
Redaktion: Sylvie Hinderberger, München
Herstellung: Gabriele Schnitzlein
Bildredaktion: Sylvie Busche
Umschlagkonzeption: Kontrapunkt, Kopenhagen
Innenlayout: Peter Engel, Grünwald
Satz: satz-studio gmbh, Bäumenheim
Reproduktion: Mayr Reprotechnik GmbH, Donauwörth
Printed in Germany

ISBN 3-310-00720-0

IMPRESSUM